ROLAND LIEBSCHER-BRACHT | DR. MED. PETRA BRACHT

KOPF SCHMERZEN SELBST BEHANDELN

Spannungskopfschmerzen | Migräne
Die verschiedenen Kopfschmerzarten

THEORIE

PRAXIS

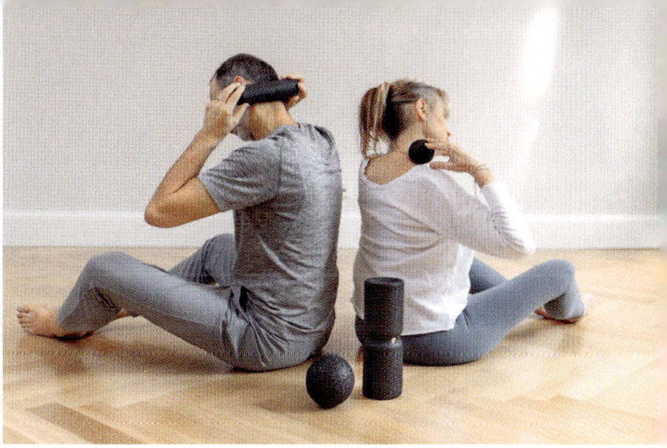

SERVICE

Wir wollen allen Menschen ein schmerzfreies und langes Leben in bester Gesundheit und voller Beweglichkeit ermöglichen. Dafür leben und arbeiten wir. Unser besonderes Anliegen dabei: den Menschen das Wissen zu vermitteln, wie sie sich selbst helfen können.

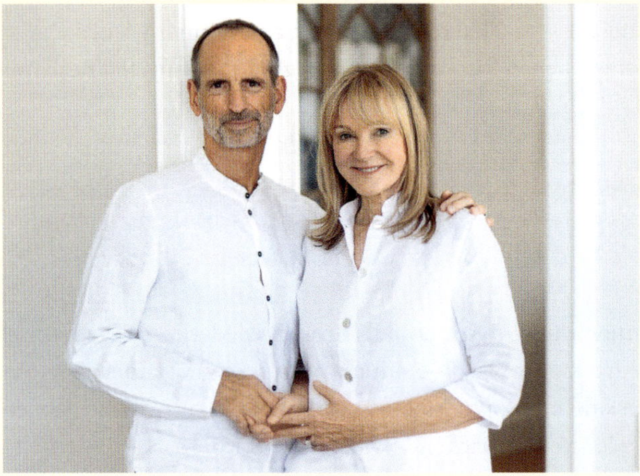

Roland Liebscher-Bracht

tudierte Wirtschaftsingenieurwesen Fachrichtung Maschinenbau, trainierte und unterrichtete aber sein Leben lang asiatische Kampf- und Bewegungskunst. Das versetzte ihn in die Lage, zusammen mit seiner Frau eine völlig neue, hochwirksame Schmerztherapie zu entwickeln. Seit 2007 bilden sie Arzte, Heilpraktiker und Physiotherapeuten in dieser Liebscher & Bracht-Therapie aus. Mittlerweile behandeln über 4000 Partner-Therapeuten in Deutschland, Österreich und der Schweiz nach ihrer Methode.

Dr. med. Petra Bracht

Ist Ärztin für Allgemeinmedizin und Naturheilverfahren. Sie arbeitet seit über 30 Jahren als Ernährungs- und Orthomolekularmedizinerin und führt ihr privatärztliches Liebscher & Bracht Behandlungszentrum in Bad Homburg. Oberstes Ziel ihrer Behandlung ist, die gewaltigen Selbstheilungsmechanismen ihrer Patienten zu aktivieren, die zu Schmerzfreiheit und Gesundheit führen. Die größte Wirkung erzielt sie mit der Optimierung der Ernährungs- und Bewegungsgewohnheiten ihrer Patienten.

GUTE AUSSICHTEN!

Etwa 70 Prozent der Bevölkerung leiden unter Spannungskopfschmerzen, Migräne und Co. – mal kürzer, mal länger, aber immer wieder. Damit gehören Kopfschmerzen neben Rückenschmerzen zu den häufigsten Beschwerden und sind eine typische Volkskrankheit.
Wenn es im Kopf drückt und pocht, greifen viele Betroffene zu Tabletten, weil sie glauben, ihr Kopfweh ohne die Einnahme von Schmerzmitteln nicht in den Griff zu bekommen. Dabei werden die Nebenwirkungen, die damit einhergehen können, noch immer viel zu oft unterschätzt. Gerade bei episodischen und chronischen Kopfschmerzen braucht es dringend Behandlungsalternativen zu Schmerzmitteln. Andernfalls drohen wiederkehrende Kopfschmerzen, häufigere Attacken sowie eine Zunahme der Schmerzintensität.
Nicht selten sind bei Kopfschmerzen zu hohe muskuläre Spannungen und unnachgiebige Faszien in Nacken-, Schulter- und Kopfpartie wesentlich beteiligt. Sie entstehen beispielsweise durch sich wiederholende Bewegungsabläufe im Alltag oder einseitige Belastungen wie durch eine falsche Körperhaltung.
Aus unserer Sicht sind die herkömmlichen Annahmen über Kopfschmerzen also dringend überholungsbedürftig, denn oft spielen für die Schmerzwahrnehmung die muskulär-faszialen Strukturen eine weit größere Rolle, als gemeinhin vermutet – und dieses Wissen ist die Grundlage dafür, die Schmerzen zu lindern oder zu beseitigen.
Wir zeigen Ihnen in diesem Ratgeber, wie Sie mithilfe der Technik Light-Osteopressur, mit Körperübungen, der Faszien-Rollmassage und speziell für diese Methoden entwickelten Hilfsmitteln Ihre Kopfschmerzen selbst lindern und ihnen vorbeugen sowie Attacken schnell in den Griff bekommen – und das auf völlig natürliche Weise.

Wir wünschen Ihnen viel Erfolg und Freude an Ihrer Schmerzfreiheit und an der neuen »Leichtigkeit« im Kopf!

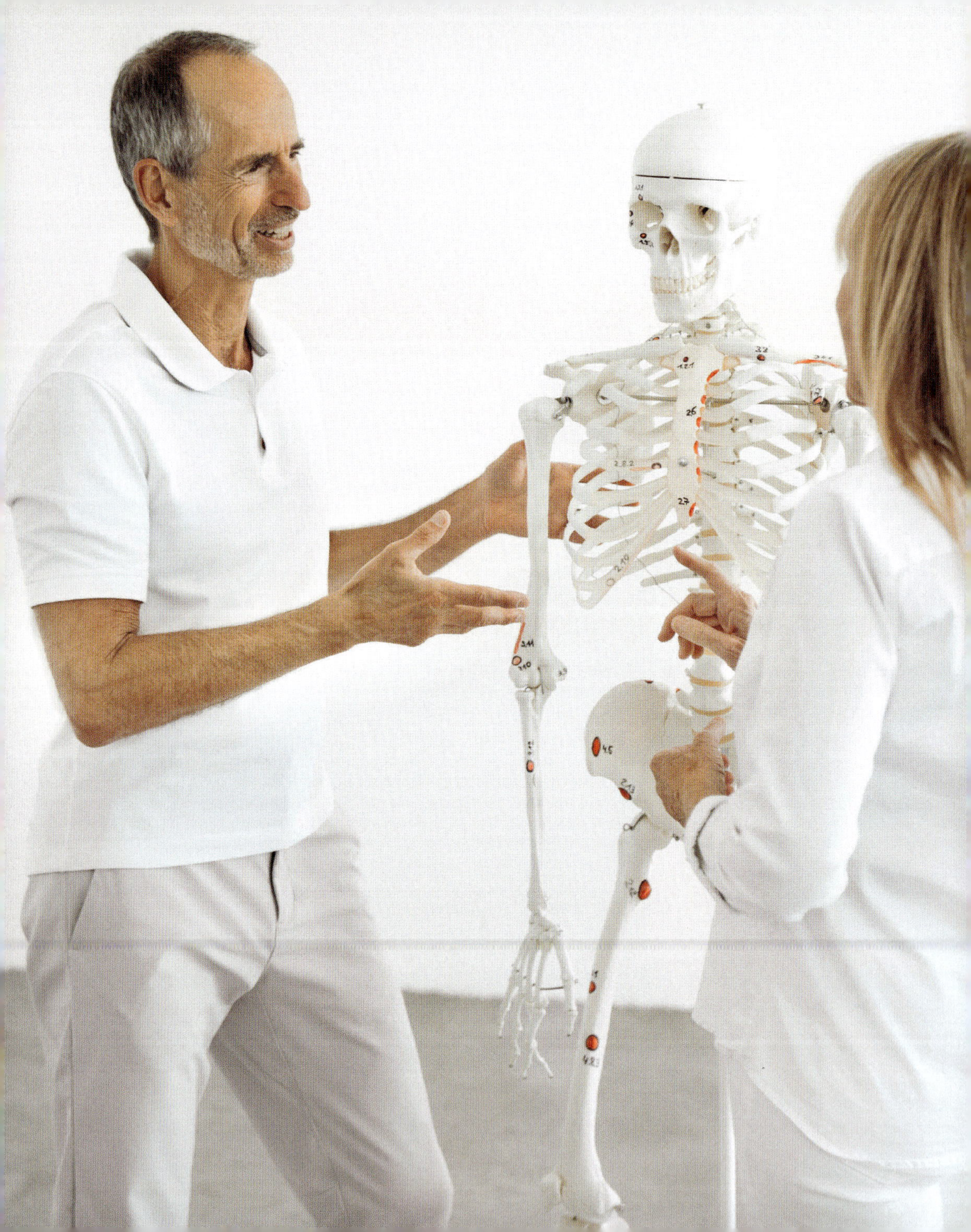

ENDLICH WIEDER SCHMERZFREI

Egal ob Sie regelmäßig unter Kopfschmerzen leiden oder ob Sie diese Beschwerden nur ab und zu quälen, ob die Schmerzen drückend, stechend oder pulsierend sind und ob sie eher an der Schläfe, rund ums Auge oder am Hinterkopf auftreten: Wir wissen, dass Sie eine gute Chance haben, diese Leiden selbstbestimmt abzustellen.

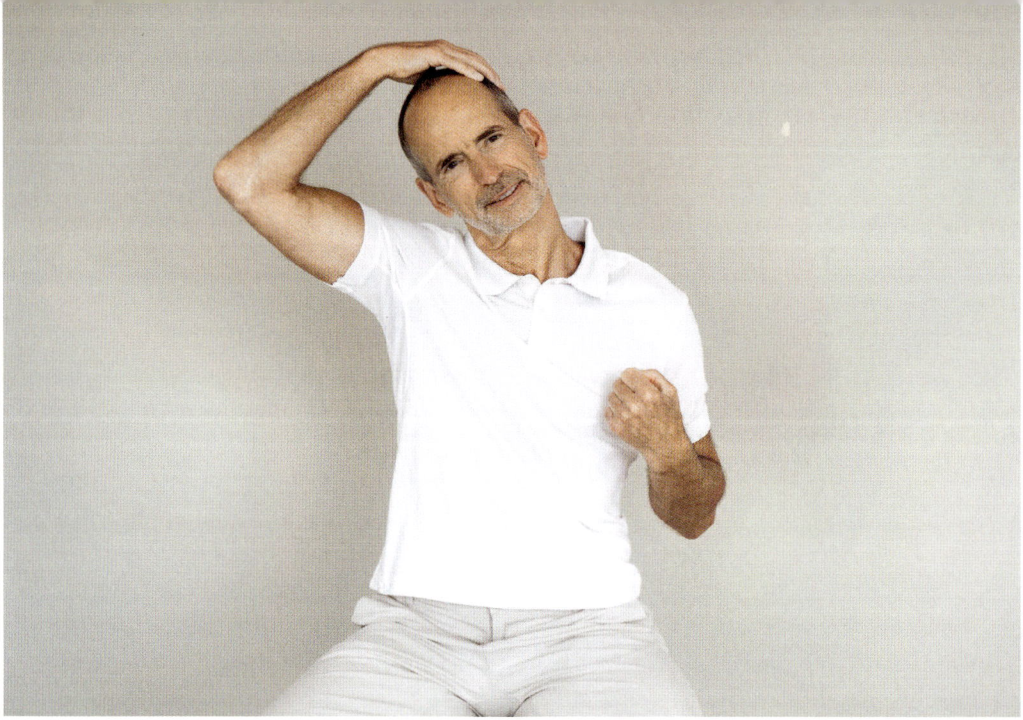

BRENNPUNKT KOPF

Wir alle leiden, wenn es im Kopf bohrt und hämmert, als ob Abrissmaschinen zu Werke gingen. Für manche Menschen sind Kopfschmerzen, Migräne und Co. vorübergehende, scheinbar nach Lust und Laune wiederkehrende Besucher, für andere wiederum ständige Begleiter des Alltags. Frauen sind dabei statistisch gesehen häufiger betroffen als Männer.

Kopfschmerzen sind eine echte Volkskrankheit: Über 70 Prozent der Deutschen leiden eigenen Angaben zufolge mindestens einmal in ihrem Leben darunter – welcher Art auch immer.[1] 55 Prozent aller Deutschen haben episodische Kopfschmerzen.[2] Chronische Kopfschmerzen, also solche, die seit mehr als drei Monaten an mindestens 15 Tagen monatlich auftreten, gehören laut Deutscher Gesellschaft für Neurologie zu den zehn häufigsten neurologischen Erkrankungen.[3] Weltweit belegen Spannungskopfschmerzen und Migräne den zweiten und dritten Platz der häufigsten Erkrankungen des Menschen. Nur Zahnkaries ist verbreiteter.[4]

FORMEN DES SCHMERZES

Kopfschmerzen (Fachbezeichnung Cephalgie) sind Schmerzempfindungen im Kopf, die je nach Art als pulsierend, bohrend, brennend, ziehend, dumpf und stechend wahrgenommen werden – um nur ein paar Charakteristiken zu nennen. Betroffene lokalisieren sie zudem unterschiedlich, beispielsweise am Hinterkopf, ein- oder beidseitig, in der Stirn oder Schläfe.

Die Internationale Kopfschmerzgesellschaft (IHS) unterscheidet mittlerweile 367 verschiedene Formen von Kopfschmerzen.[5] Davon nehmen die sogenannten primären oder idiopathischen Kopfschmerzen, Spannungs-, Cluster- und Migränekopfschmerz, bei denen der Kopfschmerz selbst als »Erkrankung« gilt, bereits 90 Prozent ein. Ihnen allen gemeinsam ist, dass keine strukturelle Erkrankung zugrunde liegt.

Als sekundäre Kopfschmerzen gelten demgegenüber Schmerzen, die durch eine andere Erkrankung verursacht werden bzw. als Begleitsymptom auftreten. Auslöser können harmlose Ursachen wie eine Erkältung sein, aber auch schwere Krankheiten wie ein Schlaganfall, ein Hirntumor oder eine Hirnhautentzündung.

Andere Kopfschmerzarten mit Schmerzwahrnehmung in Kopf, Gesicht oder Hals entlang eines Ausbreitungsbereichs von Nerven, wie es unter anderem bei der Trigeminusneuralgie der Fall ist, sind selten.

Wenn Sie auf Nummer sicher gehen wollen, lassen Sie Ihre Kopfschmerzen ärztlich abklären. Neurologische Untersuchungen und bildgebende Verfahren wie Computertomografie (CT) und Magnetresonanztherapie (MRT) bringen schnell Gewissheit und Sie können sich im Normalfall wieder der tatsächlichen Ursache Ihrer Beschwerden widmen.

Die häufigsten Schmerzformen

Kopfschmerzen vom Spannungstyp sind die häufigste Kopfschmerzart. Sie fühlen sich dumpf drückend an, können von Schultern und Nacken über die Kopfseiten bis zur Stirn ziehen und bis zu sieben Tage andauern.

Migräne, die zweithäufigste Kopfschmerzerkrankung, ist von mittelschwerer bis starker, pulsierend pochender Schmerzintensität. Migräneattacken können bis zu drei Tage anhalten und mit Begleiterscheinungen wie Appetitlosigkeit, Übelkeit, Erbrechen und Schwindel einhergehen. Bei einer Aura/Augenmigräne gesellen sich noch Sprach- oder Sehstörungen, sogar Lähmungserscheinungen hinzu.

Eine Person von 1000 erwischt mit den Cluster-Kopfschmerzen die heftigsten Kopfschmerzattacken. Sie treten sehr einseitig im

Bereich der Augen und Schläfen sowie gehäuft etwa achtmal täglich für bis zu drei Stunden auf. Cluster-Kopfschmerzen kommen überwiegend bei jungen Männern und im dritten oder vierten Lebensjahrzehnt vor und wechseln sich mit symptomfreien Zeitspannen ab. Um Tumore auszuschließen, sind Bildaufnahmen vom Großhirn wichtig für die Diagnose.

SCHMERZ ÄUSSERT SICH UNTERSCHIEDLICH

Kopfschmerzen fühlen sich nicht bei jedem und auch dann nicht immer gleich an. Je nachdem, wie es wehtut, lassen sich Rückschlüsse auf die Art des Kopfschmerzes und so natürlich auch auf die optimale Behandlungsmethode ziehen.

- Drückende Kopfschmerzen: Häufig ist ein drückendes Empfinden rund um den Kopf oder auch nur in Stirn, Schläfe oder Hinterkopf bei Spannungskopfschmerzen. Betroffene beschreiben sie, als ob ein Schraubstock um ihr Haupt liegen und angezogen werden würde. Typisch für Spannungskopfschmerzen.
- Pochende (pulsierende) Kopfschmerzen: Solche Schmerzen empfinden Betroffene bei Migräneattacken. Die Attacken können dabei einseitig sein oder von Attacke zu Attacke die Kopfseite wechseln. Bewegung oder sonstige körperliche Aktivitäten verschlimmern die Schmerzen.
- Stechende Kopfschmerzen: Extrem heftig stechendes Kopfweh besteht beim seltenen Fall des Cluster-Kopfschmerzes. Hier sticht es auf nur einer Seite des Kopfes,

SCHWINDEL

Schwindel ist eine typische Begleiterscheinung bei Migräne. Es gibt sie als das Gefühl, man selbst sei in Bewegung oder das visuelle Umfeld würde sich drehen. Schwindel tritt vielleicht auf, wenn die Kopfposition verändert oder der Kopf einfach bewegt wird. Es können sich Übelkeit oder eine räumliche Desorientierung sowie Benommenheit ergeben.
Dahinter können hormonelle Schwankungen, ein Wetterumschwung, Stress oder auch psychische Störungen stecken. Bekannter ist die Kombination Kopfweh und Schwindel aber wohl durch einen erhöhten Alkoholkonsum, dem Kater am Morgen.
Tritt Schwindel hingegen das erste Mal bei Kopfschmerzen auf, sollte dies ärztlich abgeklärt werden. Bei zusätzlichen Symptomen wie halbseitigen Lähmungen, Sprach-, Gang- und Sehstörungen oder Taubheitsgefühlen kann dies auf einen Schlaganfall deuten: Notarzt (112) rufen! Eine weitere wichtige Differenzialdiagnose stellt auch der sogenannte funktionelle Schwindel dar, der mit Panikattacken und Angstgefühlen einhergeht.[7]

das Auge ist gerötet und tränt. Möglich sind sie auch bei einemn arzneimittel-induzierten Kopfschmerztyp, der durch den Übergebrauch von Medikamenten – paradoxerweise gegen Kopfschmerzen – zustande kommt.[6] Zudem könnten stechende Hinterkopfschmerzen bei einem Halswirbelsäulen-Bandscheibenvorfall vorliegen. Ob dieser tatsächlich ursächlich dafür ist, erklären wir später.

- Brennende Kopfschmerzen: Patienten beschreiben einen brennenden Kopfschmerz unter anderem bei einer Trigeminusneuralgie. Diese nur wenige Sekunden andauernden Schmerzattacken treten rund um das Versorgungsgebiet des dreiästigen Trigeminusnervs in Kopf und Gesicht auf. Diese Form des Kopfschmerzes ist aber, wie gesagt, selten.

Dem Schmerz auf der Spur

Vielen Betroffenen fällt es leichter, die Region, in der es wehtut, zu beschreiben als die Art des Schmerzes. Anhand der Lage lassen sich dann ebenso Rückschlüsse über Schmerzart, Schmerzursache und mögliche Behandlungswege ziehen.

- Kopfschmerzen in der Stirn: Sie gehen meist auf eine Überlastung der Muskeln und Faszien im oberen Rücken, Nacken, Kopf oder der Gesichtspartien (Auge und Kaumuskulatur) zurück. Ein unausgeglichenes, einseitiges Bewegungsverhalten im Alltag führt nämlich mit der Zeit zu hohen Spannungen und entsprechend zu Kopfweh.
- Kopfschmerzen am Hinterkopf: Hinterkopf schmerzen sind meist harmlos und vom Spannungstyp. Dann fühlen sie sich dumpf drückend an, bestehen eher beidseitig und können über die Kopfseiten in die Stirn ziehen. Wichtig: Bei auftretendem Schwindel, Übelkeit, Erbrechen oder Lähmungserscheinungen sowie Sprach-, Gang- oder Sehstörungen sollten Sie zunächst unbedingt einen Arzt aufsuchen.
- Kopfschmerzen an der Schläfe: Sie treten typischerweise im Rahmen von primären Kopfschmerzformen wie dem Spannungskopfschmerz, Cluster-Kopfschmerz oder der Migräne auf. Häufig sind psychosozialer Stress, Druck und Anspannungen der Kopf- und Gesichtsmuskeln die Auslöser. Ebenso infrage kommen Fehlsichtigkeit oder eine falsch angepasste Sehhilfe. Warum wir zwischen Auslöser und Ursache unterscheiden müssen, erklären wir an späterer Stelle.
- Einseitige Kopfschmerzen: Schmerzen nur auf der rechten oder linken Seite sind charakteristisch für Migräneattacken oder die trigeminoautonome Erkrankung Cluster-Kopfschmerz. Übelkeit und Erbrechen sowie Aurasymptome (Lärm-, Geruchs- und Lichtempfindlichkeit) können auftauchen. Den Cluster-Kopfschmerz kennzeichnet vor allem ein gerötetes und tränendes Auge. Eine Diagnose stellt der Arzt.

WANN SIND KOPFSCHMERZEN CHRONISCH?

Gerade wenn Kopfschmerzen scheinbar überhaupt nie enden wollen und sehr häufig auftreten, schränkt dies die Lebensqualität Betroffener oftmals erheblich ein: Beruf, Haushalt, Privatleben und Kindererziehung bleiben für vier Prozent der europäischen Bevölkerung wegen täglicher Kopfschmerzen schnell auf der Strecke.[8]

Kopfschmerzen gelten dann als chronisch, wenn sie in mehr als drei Monaten 15 Tage im Monat auftreten.

Sind Sie sich nicht sicher, wie oft genau Sie unter Kopfschmerzen leiden? Dann empfehlen wir Ihnen, sich Migräneanfälle, Kopfweh sowie sonstige Schmerzattacken aufzuschreiben und ein Kopfschmerztagebuch zu führen. Darin notieren Sie, wann Sie Kopfschmerzen haben, wie lange sie andauern, in welcher Region es wehtut und wie sich der Schmerz anfühlt. All das hilft bei der Diagnosestellung – für sich oder beim Arzt.

Was bedeutet chronisch?

Aus medizinischer Sicht hängt eine Chronifizierung vereinfacht ausgedrückt mit dem Schmerzgedächtnis zusammen: Demnach sollen lang anhaltende Schmerzen, beispielsweise Kopfschmerzen, und somit häufig genutzte Wege der Signalübertragung, »Spuren« im Gehirn hinterlassen. An diese Spuren erinnert sich der Körper immer wieder, wodurch Schmerzen chronisch werden.

Dies wird damit begründet, dass herausgefunden wurde, dass im Gehirn von Dauerschmerzpatienten wahrnehmbare Veränderungen stattfinden. Sie werden auf den Einfluss der Schmerzen zurückgeführt und quasi für »fest verankert« gehalten. Die Angst vor einer Chronifizierung ist so groß, dass man an Medikamenten forscht, die diese verhindern könnten.

Wir von Liebscher & Bracht halten das für eine nicht ausreichende Sichtweise. Denn natürlich gibt es solche Veränderungen im Gehirn langjähriger Schmerzpatienten. Durch Forschungen weiß man, dass unser Gehirn sehr anpassungsfähig und veränderbar ist. Diese Fähigkeit hat sogar einen Namen: Neuroplastizität.

Wir glauben allerdings, dass die Gehirnstruktur sich in vielen Fällen wieder normalisieren kann, wenn die Schmerzen erst einmal beseitigt sind. Und wir sind der Auffassung, dass chronische Schmerzen vor allem deshalb so lange andauern, weil sie nicht ursächlich, also in unserem Sinne nicht »richtig« therapiert werden.

Wir haben es immer wieder erlebt, dass Jahrzehnte anhaltende Schmerzen schnell nachließen, sobald die zu hohe Spannung der umgebenden Muskeln und Faszien normalisiert worden war – mehr dazu später. Dies kann jedoch nur dann funktionieren, wenn Nerven nicht zu sehr beschädigt sind, etwa aufgrund einer Verletzung, und wenn keine organischen Ursachen die Schmerzen auslösen.

IN WELCHEM BEREICH SIND KOPFSCHMERZEN GEFÄHRLICH?

Kopfschmerzen, egal in welchen Bereichen sie auftreten, müssen nicht per se gefährlich sein. Doch woher weiß man, wann es sich bei einem Kopfschmerz um eine primäre oder eine sekundäre Art, möglicherweise sogar um einen Notfall handelt? Eine wichtige Frage, da sekundäre Schmerzsyndrome primären Kopfschmerzen ähneln können. Es gibt in der Medizin mehrere Warnsymptome (»Red Flags«), bei denen Patienten nach einer ausführlichen Anamnese gegebenenfalls mit bildgebenden Verfahren genauer körperlich untersucht werden. So sollten Sie einen Arzt aufsuchen, sobald[9]

- Lähmungen, Gefühls-, Seh- und Gleichgewichtsstörungen, Augentränen sowie starker Schwindel und Fieber auftreten,
- Kopfschmerzen an mehr als zehn Tagen pro Monat bestehen,
- Bewusstseinsstörungen, zum Beispiel eine mangelhafte Orientierung zu Zeit, Ort und der eigenen Person, bemerkt werden,
- Kopfweh das erste Mal in einem Alter von über 40 Jahren auftritt,
- Schmerzen ungewöhnlich lange (über Tage) andauern und ungewöhnlich stark sind,
- die Schmerzen sich trotz Behandlung verschlimmern,
- die Schmerzen in den Nacken ausstrahlen.

Schnelles Handeln ist bei folgenden Erkrankungen erforderlich:

- **Hirntumor:** V. a. bei vermeintlichen Cluster-Kopfschmerzen (siehe **Seite 26 ff.**) sollten mittels zerebraler Bildgebung sekundäre Kopfschmerzen ausgeschlossen werden.
- **Glaukom (Grüner Star):** Gehen die Kopfschmerzen mit Augenbeschwerden (wie getrübte Hornhaut, Augenrötung), Übelkeit und Erbrechen einher, handelt es sich vermutlich um einen Notfall. Eine Erblindung binnen weniger Stunden kann drohen.
- **Meningitis:** Ein schmerzhafter steifer Nacken, Fieber, Abgeschlagenheit und starkes Kopfweh könnten die Folgen entzündeter Gehirn- und Rückenmarkshäute sein. Eine ärztliche Diagnose sollte schnell stattfinden.
- **Karotisdissektion:** Durch einen Riss (Dissektion) in der Innenwand der Halsschlagader läuft das Blut zwischen die Innen- und Außenwand des Gefäßes. Die Karotisdissektion ist ein medizinischer Notfall, der sich mit Übelkeit, einem von Hals und Schädel ausstrahlenden Schmerz in die Augenhöhle, Tinnitus, Schwindel sowie Kopf- und Nackenschmerzen äußert.
- **Subarachnoidalblutung:** spontane oder traumatische Hirnblutungen. Der Kopfschmerz fühlt sich vernichtend an.
- **Schlaganfall:** Sollten zum Kopfschmerz (typisch am Hinterkopf) Sprach-, Seh- und Sensibilitätsstörungen, Lähmungen (ggf. halbseitig in Gesicht, Arm usw.), Schwindel, ein pelziges Gefühl auf der Zunge sowie Taubheitsgefühle auftreten, handelt es sich um einen Notfall.

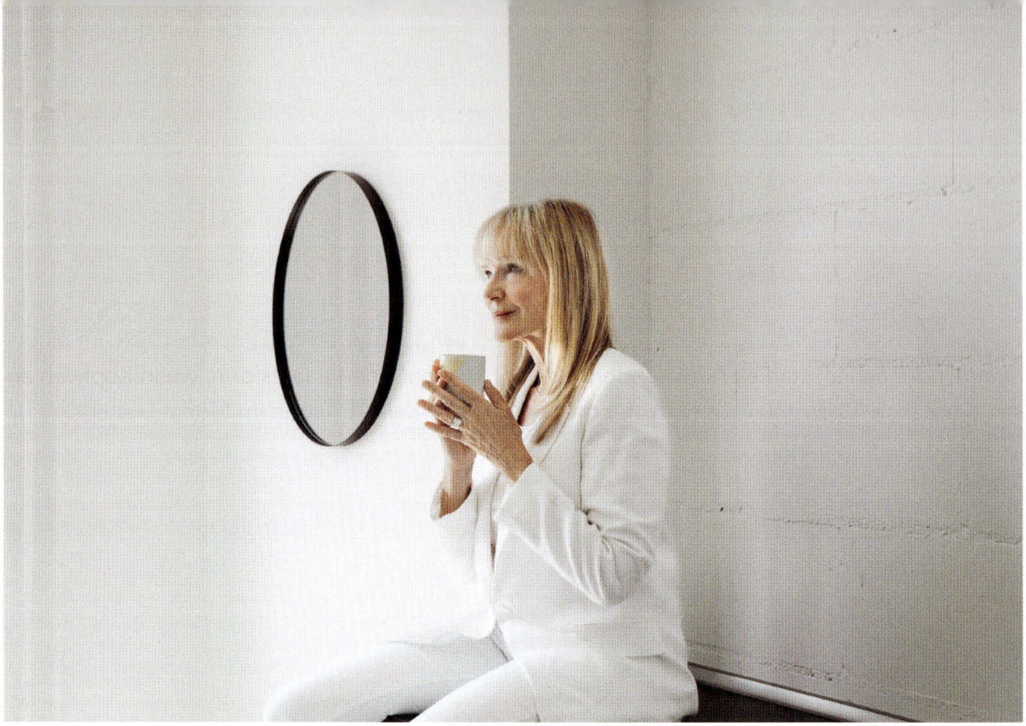

SPANNUNGSKOPFSCHMERZEN

Der Spannungskopfschmerz ist die häufigste Kopfschmerzart. Rund 70 Prozent der Deutschen sind von den dumpf drückenden Schmerzen am Kopf betroffen, die sich anfühlen, als ob jemand einen Schraubstock um den Kopf immer enger ziehen würde. Auf 1000 Arbeitnehmer fallen so 820 Ausfalltage jährlich. Zum Vergleich: Bei Migräne sind es »gerade einmal« 270 Arbeitsausfälle.[10]

Was die Spannungskopfschmerzen verursacht, ist in der medizinischen Wissenschaft nicht eindeutig geklärt. Sie gelten jedoch als Ausdruck einer zeitweisen Störung der Sinnes- und Reizwahrnehmung, sodass Schmerzen ungehemmt registriert werden.[11] Diese Störung resultiert aus einer Überbeanspruchung der perikraniellen Muskeln, also der Nacken- und Hinterkopfmuskulatur, der Kau-

muskeln sowie der Muskulatur für Mimik und Sprechbewegung. Kurz gesagt: Oft sind Verspannungen in den Muskeln schuld an Spannungskopfschmerzen.
Gründe für solche Muskelverspannungen gibt es viele. Einseitige Haltung zum Beispiel, mangelnder Schlaf, starkes Aufeinanderpressen der Zähne (Bruxismus), überanstrengte Augen und natürlich psychische Faktoren wie Stress, Depressionen und Hyperaktivität.

SYMPTOME VON SPANNUNGSKOPFSCHMERZEN

Spannungskopfschmerzen haben eine typische Charakteristik, anhand derer sie sich von Migräne unterscheiden lassen:

- **Symptomatik:** dumpf drückend, als ob ein Schraubstock das Haupt beengen würde
- **Lokalisation:** Hinterkopf, Stirn, beid- oder einseitig des Kopfes, Schulter
- **Intensität:** leicht bis mittel
- **Dauer:** halbe Stunde bis zu sieben Tage
- **Auftreten:** tagsüber, üblicherweise keine Beeinträchtigungen des Alltagslebens; Bewegung wirkt sogar schmerzlindernd.
- **Begleitsymptome:** Nackenschmerzen, Schlafstörungen, Schwindel, mangelnder Appetit, Druckgefühl hinter den Augen, eventuell Lärm- oder Lichtempfindlichkeit

Es gibt zudem drei mögliche Verlaufsformen:[12]

- **Gelegentlich und in Episoden:** Der sogenannte sporadisch episodische Kopfschmerz tritt an weniger als zwölf Tagen im Jahr auf.
- **Gehäuft und in Episoden:** Von ihm spricht man, wenn er an über zwölf, aber an weniger als 180 Tagen im Jahr erscheint.
- **Lang andauernd:** Es handelt sich um eine chronische Verlaufsform, wenn Kopfweh an mehr als 15 Tagen im Monat besteht.

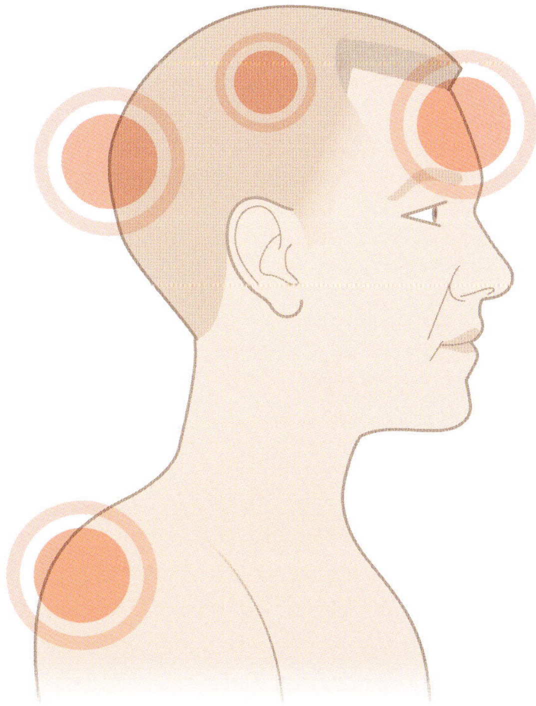

Beidseitig drückende Schmerzen an Hinterkopf und Stirn sind typisch für Spannungskopfschmerzen.

Bei einer Migräne dagegen fällt die Intensität typischerweise mittelschwer bis schwer aus. Das liegt vor allem daran, dass sie in pulsierenden und pochenden Attacken auftritt und heftige Begleiterscheinungen auslösen kann wie Appetitlosigkeit, Übelkeit und Erbrechen. Möglich sind auch sensible Reaktionen auf Lärm, Licht und Gerüche sowie ein Schwindelgefühl. Zudem kann eine Migräne mit Aura mit Sehstörungen (Flimmern, Zickzacklinien, Gesichtsfeldausfälle), Sprachstörungen sowie Lähmungen einhergehen (siehe **Seite 18 ff.**).

HERKÖMMLICHE BEHANDLUNGSWEGE

Ohne die Einnahme von Schmerzmitteln glauben viele Betroffene, ihr Kopfweh nicht loswerden zu können. Viele Menschen nehmen daher im Akutfall eine rezeptfreie Schmerztablette ein. Die beliebtesten und wirksamsten gegen Kopfweh sind Paracetamol, Ibuprofen sowie Acetylsalicylsäure (ASS, Aspirin).[14] Die Kopfschmerzgesellschaften empfehlen sogar eine Dreierkombination von Paracetamol und ASS mit dem Inhaltsstoff Koffein, warnen aber gleichzeitig ganz klar vor einem Übergebrauch von Medikamenten, weil bei einer zu häufigen Schmerzmitteleinnahme das Risiko eines sogenannten Medikamentenübergebrauchskopfschmerzes besteht.[15] Er entsteht, weil viele Schmerzmittel die Nerven sensibilisieren, was zu einer zusätzlich gestörten Schmerzverarbeitung führen kann.
Schmerzmittel stellen also keine Dauerlösung dar, zumal sie immer nur die Symptome lin-

WICHTIG

Gerade wenn Sie häufig Kopfschmerzen haben und Ihr Verdacht auf einen chronischen Verlauf fällt (siehe Symptome; es hilft, ein Kopfschmerztagebuch zu führen!) oder Ihre Kopfschmerzen erst kürzlich und gewöhnlich heftig aufgetreten sind, sollten Sie sich von einem Arzt untersuchen lassen, um sekundäre Kopfschmerzarten (wie Spannungskopfschmerzen aufgrund eines Traumas) auszuschließen.
Der Arzt stützt sich bei der Diagnosestellung v. a. auf Ihre Angaben (Anamnese). Ergänzend kommen möglicherweise bildgebende Verfahren wie die Magnetresonanztomografie (MRT) oder eine Analyse des Nervenwassers zum Einsatz.
Laut den medizinischen Leitlinien für Spannungskopfschmerzen sollte ein Arzt bei einer Diagnosestellung ausschließen, dass es sich um Kopfschmerzen durch einen Übergebrauch von Medikamenten (MÜK) – von denen nur ein bis zwei Prozent der Bevölkerung betroffen sind – oder um den deutlich selteneren Fall eines Pseudotumors (intrakranielle Hypertension) handelt.[13]

dern, aber nicht die eigentliche Ursache in Angriff nehmen.
Die offizielle Empfehlung lautet, Schmerzmittel nicht länger als drei Tage hintereinander an höchstens zehn Tagen im Monat einzunehmen. Sonst ist durch den übermäßigen Gebrauch eine Kopfschmerzspirale zu befürchten.[16] Verzichten Sie bei Einnahme möglichst auf Kaffee oder sonstige koffeinhaltige Getränke, sonst drohen Herzrasen und Schlafprobleme!
Bei chronischen Kopfschmerzen kommt oft das verschreibungspflichtige Amitriptylin, ein Wirkstoff gegen Depressionen, zum Einsatz.[17] Es muss aber auch gar nicht immer gleich eine Tablette sein. Es gibt zur Behandlung von Spannungskopfschmerzen großartige Alternativen.

Pfefferminzöl

Eine Alternative ist Pfefferminzöl, das eine vergleichbare Wirkung zu Schmerzmitteln hat. Das Extrakt ist aufgrund seiner wissenschaftlich gut belegten Wirksamkeit zudem das einzige zugelassene Arzneimittel gegen Spannungskopfschmerzen.
Eine ethanolische Lösung von zehn Prozent Pfefferminzöl ist für die Behandlung von Spannungskopfschmerzen bei Erwachsenen und Kindern ab sechs Jahren zugelassen. Gerade für schwangere Frauen ist sie empfehlenswert. Auf die Stirn, die Schläfen oder den Scheitel aufgetragen, entfaltet das Pfefferminzöl ein kühlendes Gefühl:

- Die Muskeln werden entspannt,
- der Stoffwechsel angeregt und
- die Durchblutung gefördert.
- Zudem aktiviert die Stimulierung bestimmter Kältesensoren die körpereigene Schmerzhemmung.[18]

Pfefferminzöl macht damit vielleicht einen Arztbesuch oder die Schmerzmitteleinnahme überflüssig.

Akupunktur

Studien beweisen nicht nur die teilweise Wirksamkeit von Akupunktur bei Migräne (siehe **Seite 24**), sondern auch bei Spannungskopfschmerzen. Dabei ist die Methode vor allem zur Prophylaxe zu empfehlen. Aber auch die Schmerzintensität und die Anzahl an Kopfschmerztagen lassen sich mithilfe der Nadeln nachweislich verringern.[19]

Massagen

Massagen an Schulter, Nacken und Schläfen entspannen ebenfalls die Muskulatur und sind so wirksam wie Akupunktur.[20] Mit einer Faszien-Rollmassage, wie Sie sie ab **Seite 107** kennenlernen, schieben Sie zudem die Zwischenzellflüssigkeit an, um verfilzte Faszien flexibel zu halten.

Ausdauersport

Er regt die Durchblutung an, mindert den Stress und fördert die Ausschüttung von Glückshormonen – ganz besonders an der frischen Luft für die Sauerstoffsättigung im Blut.

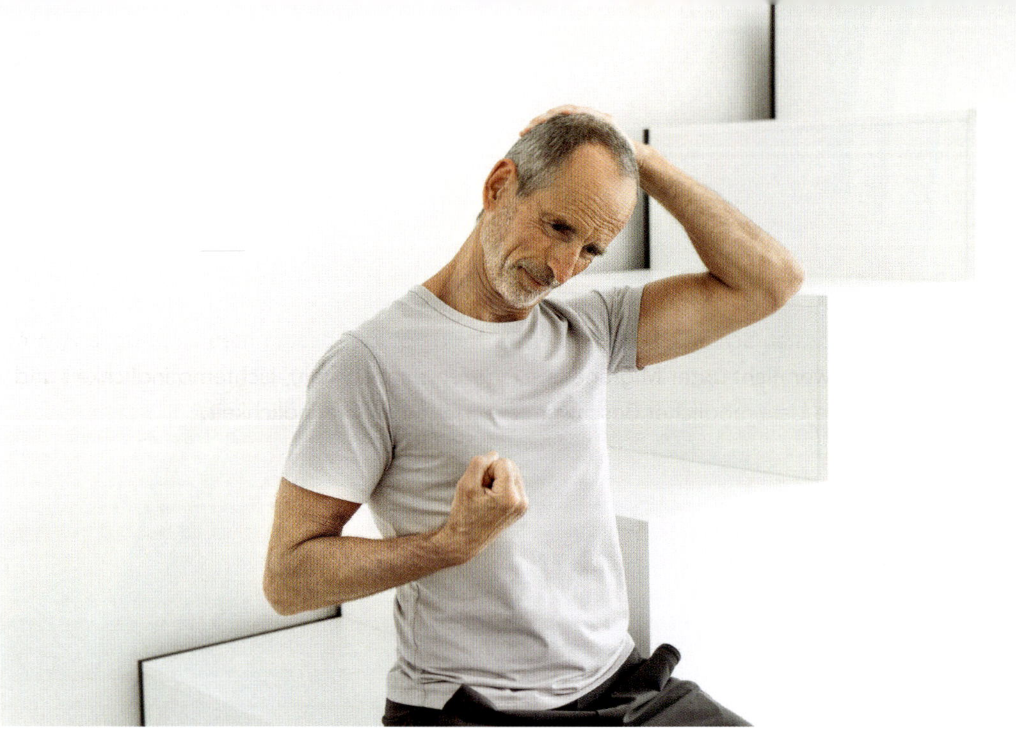

MIGRÄNE

Migräne ist eine der häufigsten Kopfschmerzformen überhaupt. Viele Kinder und rund zehn Prozent aller erwachsenen Europäer in den mittleren Lebensjahren leiden unter regelmäßigen Migräneanfällen[21], wobei Frauen gegenüber Männern etwa doppelt so häufig betroffen sind, im Durchschnitt stärkere Schmerzen haben und längere Attacken erdulden müssen.[22]

Vor der Pubertät beträgt die Häufigkeit der Migräne vier bis fünf Prozent, jedoch ohne geschlechtsspezifischen Unterschied der Kinder. Diese Zahlen liefern einen Hinweis darauf, dass hormonelle Einflüsse als Migräneauslöser bzw. Triggerfaktoren eine Rolle spielen könnten.[23] Die meisten Migränepatienten befinden sich zwischen dem 35. und 45. Lebensjahr, mit zunehmendem Alter lassen Schwere und Häufig-

keit der Attacken bei Frauen und Männern tendenziell nach.
Die typischen Symptome einer Migräneattacke wie Kopfschmerzen, Übelkeit, Geruchsempfindlichkeit und Geräuschempfindlichkeit zahlen zu den bekanntesten Schmerzphänomenen überhaupt. Auch wer nicht unter Migräne leidet, kann die lange Liste möglicher Beschwerden meist problemlos aufzählen. Um das Beschwerdebild besser einteilen zu können, unterscheidet die Deutsche Migräne- und Kopfschmerzgesellschaft (DMKG) verschiedene Stadien eines Migräneanfalls: die Akutphase und zwei zeitlich vorgelagerte Phasen.[24]

AKUTPHASE

In der Akutphase gelten die Kopfschmerzen als Leitsymptom:

- **Symptomatik:** pulsierender oder pochender Schmerz
- **Lokalisation:** Im Gegensatz zu Spannungskopfschmerzen sind Migräneschmerzen einseitig (betreffen also immer nur eine Kopfseite).
- **Intensität:** mittel bis extrem stark; körperliche Aktivität verstärkt den Schmerz.
- **Dauer:** Eine Attacke reicht von vier Stunden bis zu drei Tagen. Hält die Kopfschmerzphase einer Migräneattacke trotz Behandlung länger als 72 Stunden an, sprechen Mediziner von einem *Status migraenosus.*
- **Auftreten:** Der Schmerz beginnt zumeist im Nacken, wo sich oft ausgeprägte Verspannungen zeigen. Von dort breitet er sich allmählich über die Kopf- und Schläfenregion bis ins Gesicht aus.
- **Begleitsymptome:** Appetitlosigkeit, Übelkeit, Erbrechen und Überempfindlichkeit gegenüber bestimmten Geräuschen (Lärmempfindlichkeit), Lichtempfindlichkeit und Geruchsempfindlichkeit.

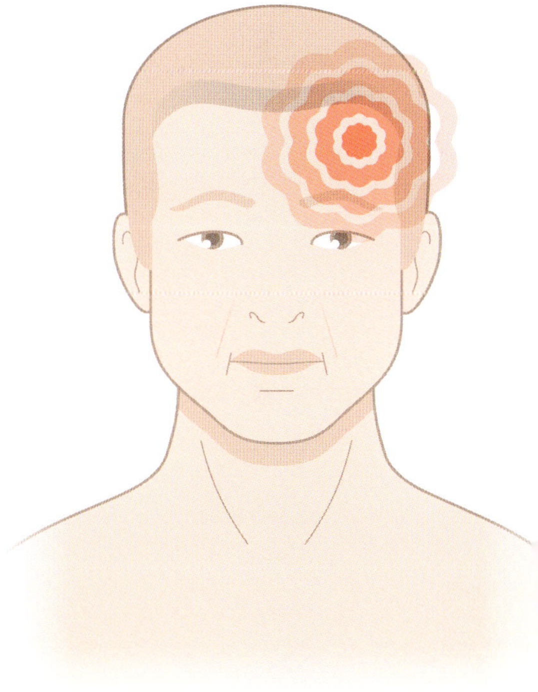

Migräneschmerzen sind einseitig und von pulsierender und pochender Qualität.

VORBOTEN EINER MIGRÄNEATTACKE

Heißhunger auf Süßigkeiten, Müdigkeit, häufiges Gähnen, Wasseransammlungen im Körper (Ödeme), Stimmungsschwankungen, Reizbarkeit und vermehrte Urinproduktion können Vorboten eines Anfalls sein. Verantwortlich für diese Anzeichen ist der Hypothalamus, ein Bereich des Zwischenhirns, der das Zusammenspiel von Hormon- und Nervensystem steuert.

Einige Stunden oder erst Tage später bildet sich bei 10–15 Prozent aller Migränepatienten eine sogenannte Aura. In der Auraphase zeigen sich migränetypische neurologische Reiz- und Ausfallerscheinungen, wie zum Beispiel Sprachstörungen, Sehstörungen wie Gesichtsfeldausfälle (Skotom) oder ein eingeschränktes Gesichtsfeld, Flimmern oder Lichtblitze vor den Augen, Schwindel und Störungen des Gleichgewichts, Kribbeln und Taubheitsgefühle in Armen oder Beinen sowie Lähmungserscheinungen.

Bei der hemiplegischen Migräne, einer seltenen Migräneform, wird die Aura von einer Muskelschwäche begleitet.

Die Migräneaura tritt in der Regel vor der eigentlichen Kopfschmerzattacke auf, entwickelt sich über 10 bis 20 Minuten und hält bis zur Rückbildungsphase meist nicht länger als eine Stunde an.[25]

> **VORSICHT!**
>
> Vorsicht ist geboten, wenn die Aurasymptome nach über 60 Minuten nicht in die Rückbildungsphase übergehen. In solchen Fällen kann ein seltener migränöser Infarkt dahinterstecken. Dabei handelt es sich um einen Hirninfarkt nach Ablauf einer typischen Migräneattacke mit Aura. Bildgebende Verfahren zeigen bei dieser Komplikation einen durchblutungsbedingten Schlaganfall (ischämischer Infarkt), für dessen Behandlung jede Sekunde zählt. Sollten Ihre Aurasymptome also nicht in der gewohnten Zeit abklingen, zögern Sie nicht, sich sofort ärztliche Hilfe zu holen.

DIE MEDIZINISCHE SICHT AUF MIGRÄNE

Das Wichtigste vorweg: Was genau bei einer Migräne im Gehirn passiert, konnte die Forschung noch nicht abschließend klären. Es existieren verschiedene Hypothesen, die sich ergänzen und mit deren Hilfe Mediziner versuchen, sich einem übergreifenden Erklärungsmodell anzunähern.

Einig sind sich Mediziner mittlerweile, dass es sich bei der Migräne um eine biologisch bedingte, vorübergehende Funktionsstörung des Gehirns handelt. Diese kann durch äußere und innere Reize (Triggerfaktoren) ausgelöst werden. Ihren Ausgang, so bestätigen zahlreiche Untersuchungen, nimmt sie im Hirnstamm, der auch als »Migränezentrum« oder »Migränegenerator«[26] bezeichnet wird. Dort kommt es zu einer Überaktivierung von Nervenzellen. Über eine Zwischenstation sendet der Hirnstamm Nervensignale in verschiedene Regionen des Gehirns, hauptsächlich an die Hirnrinde (Cortex).

Auch der fünfte Hirnnerv, der Trigeminusnerv, erhält Signale aus dem Migränezentrum. Seine zahlreichen Nervenfasern (C-Fasern) weisen besonders viele Schmerzrezeptoren auf. Über feine Verästelungen in den Gefäßwänden ist der Trigeminusnerv zudem unzertrennlich mit allen Blutgefäßen im Gehirn verbunden. Über diese Ausläufer steuert er unter anderem die Weite und Durchlässigkeit der Blutgefäße. Ist der Trigenimus stark erregt, werden vermehrt körpereigene Botenstoffe ausgeschüttet, wobei vor allem der Neurotransmitter CGRP (Calcitonin Gene-Related Peptide) eine wichtige Rolle spielt. Das Calcitonin Gene-Related Peptide und andere Botenstoffe bewirken, dass sich die Blutgefäße dehnen und durchlässiger werden: Entzündliche Eiweiße und weitere, in der Blutflüssigkeit enthaltene Substanzen treten aus. Die Folge ist eine sogenannte sterile neuronale Entzündung – eine Entzündung der Blutgefäße mit Aufschwemmung des Hirngewebes und der Hirnhäute, die Kopfschmerzattacken verursacht. Vermittelt wird der pulsierende Schmerz durch die Schmerzfasern des Trigeminus.

Wie entsteht die Aura?

Auch für die Migräneaura gilt: Viele Vorgänge, die zur Entstehung der Symptome führen, sind ungeklärt. Bis vor einigen Jahren fokussierten sich weite Teile der Forschung auf die aufgequollenen Blutgefäße (»vaskuläre Hypothese«). Inzwischen vertritt man eine »neurogene Hypothese«. Sie geht von einer Art Dominoeffekt im Gehirn aus: Ausgehend von einem kurzen Erregungsimpuls würden wichtige Funktionen der Hirnrinde gehemmt. Diese Störung der kortikalen Aktivität breite sich mit zwei bis drei Millimetern pro Minute über die Hirnrinde aus. Endstation sei dann beispielsweise das Sehzentrum im Gehirn.[27]

Welche Rolle spielen die Gene?

Aus herkömmlicher Sicht galt Migräne lange als eine wahrscheinlich »genetisch determinierte Erkrankung«[28] und daher als nicht heilbar. Anders ausgedrückt: Die Erbanlagen sind schuld! Ganz so klar liegen die Dinge in puncto Gendefekt jedoch nicht. Lediglich für die familiär-hemiplegische Migräne konnten Untersuchungen bisher Gendefekte nachweisen.[29] Dabei handelt es sich um eine seltene Sonderform der Migräne, bei der es während der Aura zu einer fast kompletten Lähmung der betroffenen Körperseite kommt.[30] Für alle anderen Migränearten sind die Forschungsergebnisse weniger eindeutig.[31] Inwieweit also genetische Veränderungen »auch für die normale Migräne mit und ohne Aura eine Rolle spielen«, ist bisher ungeklärt.[32]

Welche Faktoren können eine Migräne auslösen – Trigger im Fokus

Von den biologischen Faktoren klar zu unterscheiden sind die Schlüsselreize für Migräne, sogenannte Trigger.[33] Hierbei handelt es sich um individuelle Auslöser der oben beschriebenen Überaktivität, die bei jedem Migränepatienten anders sein können.[34] Die Trigger »ent-zünden« also gewissermaßen biologisch-genetische Faktoren, die einen Menschen anfällig für Migräne machen.

Neurologen verweisen auf folgende Triggerfaktoren:

- Nikotin
- Koffein
- Bestimmte Nahrungs- und Genussmittel wie Rotwein, die die Konzentration des Botenstoffs Serotonin im Körper verändern (zunächst Anstieg des Serotonins im Körper, anschließend rapider Abfall)
- Veränderungen im Schlaf-Wach-Rhythmus (»Wochenendmigräne«)
- Große Temperaturschwankungen (zum Beispiel durch Saunabäder)
- Wetterwechsel
- Vitamin-D-Mangel
- Hormonelle Schwankungen (Menstruation, Eisprung)
- Flackerlicht
- Lärm
- Stress
- Entlastung nach dem Stress

Gerade wenn bei Ihnen mehrere Schlüsselreize für einen Migräneanfall zusammenspielen, ist es kaum möglich, alle zu vermeiden. Auf einige hat man schließlich ohnehin keinen Einfluss: Stress im Alltag entsteht schnell, das Wetter macht, was es will, und jede Nacht gleich viel zu schlafen, ist auch nicht immer drin. Natürlich tun Sie Ihrem Körper generell etwas Gutes, wenn Sie zum Beispiel auf Alkohol und Nahrungsmittel mit Glutamat verzichten sowie viele der oben genannten Auslöser vermeiden.[35] Sie müssen aber nicht zwingend Ihr komplettes Leben umkrempeln, um Migräne zu lindern oder eine sinnvolle Migräneprophylaxe zu betreiben.

Wenn die Migräne chronisch wird

Trat die Migräne bei Ihnen während der letzten drei Monate an mehr als 14 Tagen pro Monat auf, sind Ihre Beschwerden per medizinischer Definition chronisch. Studien deuten darauf hin, dass dies bei rund 25 Prozent der Migränepatienten der Fall ist – also bei etwa zwei Millionen Deutschen.[36]

Mehr noch: Eine chronische Migräne entwickelt sich oft schleichend, wobei sich die Anfälle und entsprechende Begleitsymptome wie Übelkeit mit der Zeit verschlimmern können.[37] Ärzte sprechen hier von einer transformierten Migräne: »In dieser Gruppe überwiegen Patienten mit episodischen Migräneattacken in der Vergangenheit, deren Schmerzhäufigkeit jedoch zugenommen hat und die jetzt klinische Symptome sowohl einer Migräne als auch einer Spannungskopfschmerzsymptomatik zeigen.«[38]

EMPFOHLENE BEHANDLUNGSWEGE

Um Migräneattacken zu lindern, empfehlen viele Ärzte die Einnahme von Medikamenten – schon bei den ersten Symptomen und hoch dosiert. Bei beginnenden Schmerzen und eher leichten Anfällen gelten aus dieser Perspektive NSAR (Nichtsteroidale Antirheumatika wie Diclofenac oder Naproxen) oder Analgetika als Mittel der Wahl. Besonders beliebt ist dabei der Wirkstoff Acetylsalicylsäure (ASS), den Sie bestimmt unter dem Markennamen Aspirin kennen. Häufig eingesetzt werden bei leichter Migräne zudem Ibuprofen und das Analgetikum Paracetamol. Daneben gibt es auch Kombipräparate mit Acetylsalicylsäure, Paracetamol und Koffein.

Patienten mit mittelschweren oder schweren Migräneattacken raten Ärzte zu sogenannten Triptanen. Diese sollen sowohl Kopfschmerzen als auch die Begleitsymptome innerhalb der ersten zwei Stunden lindern, sind allerdings während der Auraphase unwirksam. Hinzu kommt, dass viele Betroffene auf bestimmte Triptane nicht ansprechen. Oft müssen mehrere Präparate getestet werden, bis ein passendes gefunden ist.

Bleiben einzelne Triptane bei einem Patienten wirkungslos, ist eine Kombitherapie aus einem hoch dosierten NSAR und einem Triptan oder der Griff zu Ergotaminen indiziert.

Treten die Anfälle mehr als dreimal pro Monat auf oder können die Migräneattacken mit der Akutmedikation nicht ausreichend beherrscht werden, empfehlen Mediziner zudem eine medikamentöse Prophylaxe. Hierfür stehen verschiedene Substanzen zur Wahl, unter anderem Betablocker, Flunarizin oder Medikamente mit Valproinsäure. Ebenfalls zur Migräneprophylaxe eingesetzt werden:

- der Betablocker Metoprolol,
- das Antiepileptikum Topiramat und
- Amitriptylin, ein trizyklisches Antidepressivum, das – allein gegeben – bei der Migräneprophylaxe nur begrenzt wirksam ist. Bei einem hohen Anteil von Spannungskopfschmerzen an der Migräne und gleichzeitig diagnostizierter Depression kann eine Gabe von Amitriptylin jedoch sinnvoll sein.

Prinzipiell sollte die vorbeugende Medikation mindestens drei Monate in hoher Dosierung erfolgen, ehe beurteilt werden kann, ob die Behandlung wirklich hilft. Den Verlauf der Therapie sollen die Patienten meist in einem Kopfschmerztagebuch dokumentieren.

Transkranielle Magnet-Stimulation (TMS)

Migränepatienten mit Aura könnten von einer Therapie mit Magnetwellen profitieren. Darauf deuten Ergebnisse einer US-Studie hin. 164 Probanden bekamen eine spezielle Magnetspule mit nach Hause, die sie bei drohenden Attacken selbst an ihrem Hinterkopf anlegen konnten. Das Resultat: Bei 39 Prozent der Probanden verschwanden die Schmerzen innerhalb der ersten beiden Stunden und traten binnen zwei Tagen nicht mehr auf. Allerdings waren es auch in einer Vergleichsgruppe mit Attrappe 22 Prozent.[39]

Die Therapie mit Magnetwellen scheint also zumindest bei einigen Migränepatienten vielversprechende Ergebnisse erzielen zu können. Allerdings sind Studien, die eine deutliche Wirksamkeit dieser Anwendung belegen, nicht bekannt. Hinzu kommt, dass die für die Therapie benötigten Geräte oft sehr kostspielig sind. Bevor Sie also einen vierstelligen Betrag investieren, probieren Sie es vorher einfach mit unseren Übungen. Diese sind kostenfrei und können Ihnen in den meisten Fällen besser helfen.

Akupunktur

Die Akupunktur kommt bei allen möglichen Krankheiten und Beschwerden zum Einsatz. Eine Langzeitwirkung ist meist jedoch nicht belegt. Dies gilt insbesondere bei Migräne. So weist eine Studie chinesischer Forscher zwar nach, dass Elektroakupunktur die Häufigkeit der Attacken und die Migränedauer reduzieren kann. Die Therapieeffekte fallen allerdings mäßig aus. Auch ob die Behandlung auf lange Sicht wirkt, muss offenbleiben.[40]

Also alles Hokuspokus? So weit gehen wir nicht. Dennoch geben wir zu bedenken, dass eine dauerhafte Wirksamkeit der Akupunktur bei Migräne nicht belegt ist. Wissen sollten Sie auch, dass die Patienten in der genannten Studie fünfmal pro Woche behandelt wurden – und das über mehrere Wochen am Stück. Ganz schön zeitaufwendig, oder?

Botox

Seit 2016 empfehlen amerikanische Ärzte, Botulinumtoxin, kurz Botox, auch bei neurologischen Erkrankungen einzusetzen. Im Fall der chronischen Migräne soll es die Zahl kopfschmerzfreier Tage erhöhen. Grundlage der Empfehlung sind zwei Studien, bei denen es allerdings zu deutlichen Placeboeffekten kam. Für die episodische Migräne mit weniger als 15 Schmerztagen pro Monat konnte überhaupt kein Nutzen festgestellt werden.[41] Zudem ist jede Botoxbehandlung teuer, von möglichen Nebenwirkungen ganz zu schweigen.

Was Ärzte sonst noch empfehlen

Neben den genannten Behandlungsformen empfehlen Ärzte und Therapeuten allgemeine Maßnahmen bei Migräneattacken wie

- Ausdauersport wie Joggen, Schwimmen oder Radfahren,
- Entspannungstechniken wie die progressive Muskelentspannung nach Jacobsen oder
- Wasseranwendungen nach Kneipp.

Ganz bestimmt haben Sie Ihre individuelle Strategie längst gefunden, um Ihre Migräneattacken zumindest einigermaßen ertragen zu können. Das ist allerdings ein schwacher Trost, wenn die Schmerzen in unschöner Regelmäßigkeit wiederkommen oder sogar immer schlimmer werden. Geht es also darum, Häufigkeit, Intensität und Dauer der Anfälle zu senken, bleibt guter Rat teuer – egal ob Medikamente, Akupunktur, Magnetfelder oder Botox zum Einsatz kommen. Leider gilt dies auch für prinzipiell gesundheitsfördernde Maßnahmen wie die oben genannten.

Migräne: Nicht heilbar, aber gut zu kontrollieren

Migräne als eine komplexe Erkrankung des Gehirns ist derzeit nicht heilbar. Auch wir von Liebscher & Bracht können bei vielen ihrer Ursachen nicht helfen – niemand kann das derzeit, auch die Medizin nicht. Aber: Die Symptome der Migräne können Sie sehr gut selbst kontrollieren!

Die gute Nachricht für Sie lautet daher: Auch wenn Migräneattacken bei Ihnen künftig immer mal wieder auftreten werden, können Sie insbesondere die Kopfschmerzsymptome im Rahmen Ihrer nichtmedikamentösen Therapie wirksam selbst lindern. Mit dem Wissen und den Übungen aus diesem Ratgeber geben wir Ihnen alles an die Hand, was Sie dafür benötigen. So machen Sie sich selbst weniger anfällig für mögliche Trigger und wappnen sich und Ihren Körper optimal für künftige Migräneattacken. Denn je mehr sich die Spannungen Ihrer Muskeln und Faszien in der beschwerdefreien Zeit normalisieren, desto größer wird für Sie die Chance, dass

- die Häufigkeit der Attacken abnimmt,
- sie weniger stark ausfallen und
- es Ihnen nach einer Attacke schneller wieder besser geht.

Warum? Weil alle Muskeln und Strukturen, die auf die Halswirbelsäule einwirken, indirekt an Kopfschmerzen beteiligt sein können. Wenn Sie diese Strukturen mithilfe unserer Übungen gezielt ansteuern, nehmen Sie selbst großen Einfluss auf diesen Auslöser. Das gilt sowohl für Migräne als auch für Kopfschmerzen vom Spannungstyp.

Studienansätze erforschen Zusammenhänge wie diese mittlerweile vermehrt. Konnte die Datenlage lange keine Wirksamkeit von manualtherapeutischen Verfahren in der Migränetherapie nachweisen[42], deuten Forschungsergebnisse mittlerweile auf das Potenzial solcher Techniken hin. Auch die Dehnung von Muskeln im Bereich von Halswirbelsäule und Kiefer spielt dabei eine Rolle.[43]

Eine wichtige Erkenntnis jüngerer Forschungen ist, dass es einen deutlichen Zusammenhang zwischen Bewegungsmangel bzw. schlechter körperlicher Leistungsfähigkeit und Migräne gibt. Bewegung wird ausdrücklich empfohlen, obwohl auch körperliche Betätigung ein Triggerfaktor sein kann. Die Vorteile regelmäßigen Trainings scheinen für Migränepatienten aber deutlich zu überwiegen, weil die Triggergrenze nach oben gesetzt wird. Der schmerzauslösende Einfluss, den ein bestimmter Trigger bei Ihnen hat, kann durch Bewegung also schwächer werden.[44]

Vorläufige Ergebnisse liegen auch über manuelle Behandlungen der Halswirbelsäule bei Migränepatienten vor. Die Tendenz: Auch wenn es keine klaren Zusammenhänge mit den neurologischen Effekten der Migräne gibt, schildern Patienten ihre Attacken (mitsamt Schmerzintensität und -dauer) als erträglicher.[45]

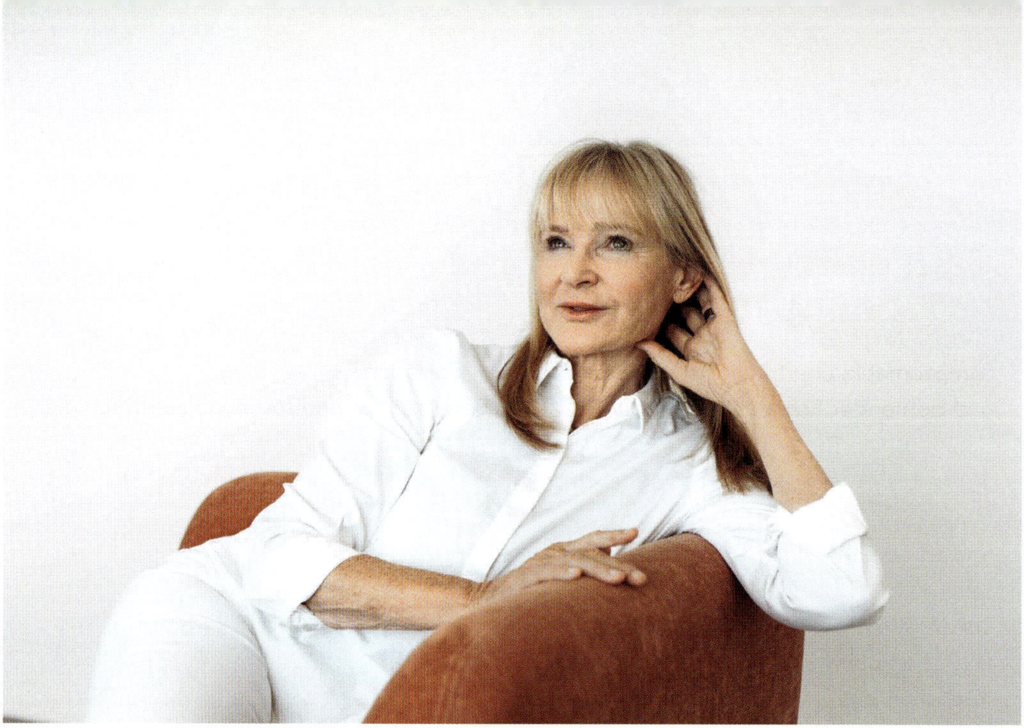

CLUSTER-KOPFSCHMERZEN

Cluster-Kopfschmerzen sind extrem heftige und gehäuft wiederkehrende Kopfschmerzattacken, die streng einseitig im Bereich der Schläfen und des Auges auftreten und mit starken Begleitsymptomen in der Augenumgebung einhergehen.

»Es fühlt sich an, als ob mir jemand ein Messer in die Augenhöhle steche oder als ob ein schwerer Schmerz das Auge aus dem Kopf herausdrücke«, beschreiben Betroffene ihre Beschwerden häufig.[46]

Eine von 1000 Personen ist von Cluster-Kopfschmerzen betroffen; in den meisten Fällen sind es junge Männer ab 28 Jahren. Mehr als die Hälfte der Patienten leidet jedoch auch noch nach 15 Jahren unter den heftigen Schmerzattacken, wobei diese im Alter weniger werden.[47]

WIE FÜHLEN SICH DIE SCHMERZEN AN?

Der Cluster-Kopfschmerz ist die heftigste Kopfschmerzerkrankung unter den primären Kopfschmerzarten und hat folgende charakteristische Merkmale:

- **Symptomatik:** unerträglich stechender und bohrender Schmerz: »Wie Folter«, schildert eine Betroffene: »Es fühlt sich an, als würde jemand die Nervenbahnen hinter dem Auge, ausstrahlend vom Ohr und zum Kiefer, mit einem Skalpell durchtrennen.«[48]
- **Lokalisation:** einseitig, Schläfe, Augenumgebung und Augenhöhle
- **Intensität:** extrem stark
- **Dauer:** 15 Minuten bis zu drei Stunden
- **Auftreten:** attackenartig, gehäuft wiederkehrend, tagesrhythmisch bis zu achtmal am Tag, besonders nachts ein bis zwei Stunden nach dem Einschlafen oder früh morgens sowie im Frühjahr und Herbst; ein- bis zweimal im Jahr
- **Verlauf:** episodisch; chronisch
- **Begleitsymptome:** hervortretende Blutgefäße der Augenbindehaut, tränendes Auge, verstopfte und laufende Nase, geschwollene Augenumgebung, möglich sind auch Schweißausbrüche in Gesicht und an Stirn, eine verengte Pupille, ein herabhängendes Oberlid und Hautrötung. Seltener sind Aurasymptome wie Licht- und Lärmempfindlichkeit; Augentränen, Verstopfung der Nase sowie Nasenlaufen sind feste Begleiterscheinungen. In nur etwa drei Prozent der Fälle fehlen sie.
- **Besonderheit:** herrschende Unruhe und Bewegungsdrang während der Schmerzattacken (im Unterschied zur Migräne), Begleitkopfschmerzen zwischen den Episoden

Bei einem episodischen Verlauf treten die Attacken innerhalb von Wochen bis Monaten mit symptomfreien Pausen auf, die über Monate bis Jahre gehen können.

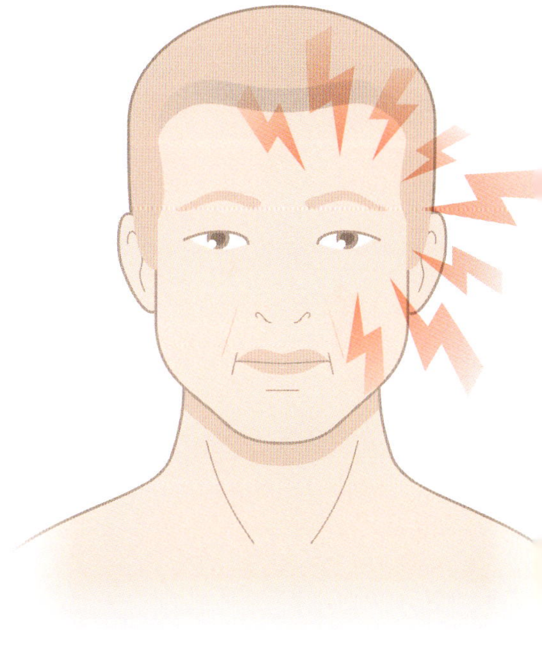

Cluster-Kopfschmerz ist geprägt von unerträglich bohrenden und stechenden einseitigen Schmerzzattacken.

> **BESSER ZUM ARZT**
>
> Die Symptome von Cluster-Kopfschmerzen können denen von Erkrankungen wie dem Hypophysentumor ähneln – auch die Attacken und der episodische Verlauf. Darum sollte ein Arzt in jedem Fall eine zerebrale Bildgebung veranlassen, die zum Beispiel etwaige Gefäßveränderungen und neu gewachsenes Gewebe im Hirn ersichtlich macht.

Als chronisch werden Cluster-Kopfschmerzen bezeichnet, wenn es keine symptomfreien Zeitspannen innerhalb eines Jahres gibt oder diese Phasen nicht mindestens drei Monate andauern.[49]

Mögliche Ursachen

Medizinern sind die genauen Ursachen für Cluster-Kopfschmerzen bislang nicht bekannt. Diskutiert werden einerseits eine genetische Komponente, andererseits aber auch hormonelle Beteiligung sowie Lebensmittel und Medikamente als mögliche Auslöser.

Als wahrscheinlich gilt zudem, dass der Hypothalamus im Gehirn Nerven stimuliert, die wiederum mit Blutgefäßen im Gehirn verbunden sind. Diese Aktivierung des sogenannten trigeminovaskulären Systems[50] würde insbesondere das rhythmische Auftreten der Attacken nach Jahreszeit sowie dem Tag-Nacht-Wechsel erklären.[51]

Mögliche Trigger

Als mögliche bekannte Trigger für Cluster-Kopfschmerzen gelten:

- Alkohol, Nitrate, Histamin, Glutamat,
- Aufenthalte in Höhenlagen,
- Medikamente mit Nitroglycerin,
- REM-Schlafphase, in der sich die Augen bei geschlossenen Lidern ruhelos hin- und herbewegen und der Puls ansteigt.

Beteiligung von hohen Spannungen in Muskeln und Faszien

Die Hälfte der Patienten klagt in den Zeitspannen zwischen den episodischen Attacken über anhaltende, jedoch sehr viel mildere Schmerzen, die eher denen einer Migräne ähneln.[52] Das sind Begleitkopfschmerzen, die sich durchaus darauf zurückführen lassen, dass sich während der Schmerzattacken des Cluster-Kopfschmerzes die Muskelspannungen im Bereich der Schultern und des Nackens stark erhöhen.

> **EXKURS: DER TRIGEMINUS**
>
> Der Trigeminus ist ein dreiästiger Nerv, der die Gesichtspartien und Kaumuskeln vom oberen Kopf, der Stirn über die Augen und Nase bis runter zum Unterkiefer und Kinn versorgt. Das trigeminovaskuläre System bezeichnet Blutgefäße der Hirnhaut und des Gehirns, die mit diesem Nerv verbunden sind.

Allerdings bauen sich diese Spannungen mit dem Nachlassen der Attacken nicht wieder ab, sondern bleiben bestehen. Ein unausgeglichenes Bewegungsverhalten – zu einseitig und wenig abwechslungsreich – sowie eine monotone Körperhaltung im Alltag können die Spannungen in Muskeln und Faszien zusätzlich erhöhen und damit weitere Kopfschmerzen fördern.

Sehr hilfreich bei Begleitkopfschmerzen sind unsere speziell darauf abgestimmten Dehnübungen, die die Muskeln in Nacken, Hinterkopf, Schultern sowie die Kaumuskulatur im Gesicht entspannen und flexibilisieren. Bei neuen Cluster-Kopfschmerzattacken wäre dieser möglicherweise verstärkende Faktor genommen.

HERKÖMMLICHE BEHANDLUNG

Können frei verkäufliche Präparate wie Paracetamol, Aspirin oder Ibuprofen bei Migräne und Spannungskopfschmerzen recht gut helfen, sind sie umso wirkungsloser bei Cluster-Kopfschmerzen.

In der Akuttherapie üblich sind medikamentöse Behandlungen mit Triptanen wie Sumatriptan und Zolmitriptan. Diese zwei Mittel gelten als die wirksamsten. Darüber hinaus hat sich eine Sauerstoffinhalation bewährt. Dazu tragen Patienten eine Gesichtsmaske mit einem Rückatembeutel, um 100-prozentigen Sauerstoff aus einer Druckgasflasche einzuatmen.[53] Kurzzeitig helfen können Steroide, indem sie die Okzipitalisnerven am Hinterkopf blockieren und so die Episoden auftretender Kopfschmerzattacken verkürzen.

Zur Vorbeugung von einem chronischen Verlauf sowie langen Episoden dienen Medikamente wie Verapamil und Lithium.[54] Bei Verapamil, dem Mittel der ersten Wahl, sind im Besonderen die Nebenwirkungen Beinödeme oder Herzrhythmusstörungen bekannt.[55]

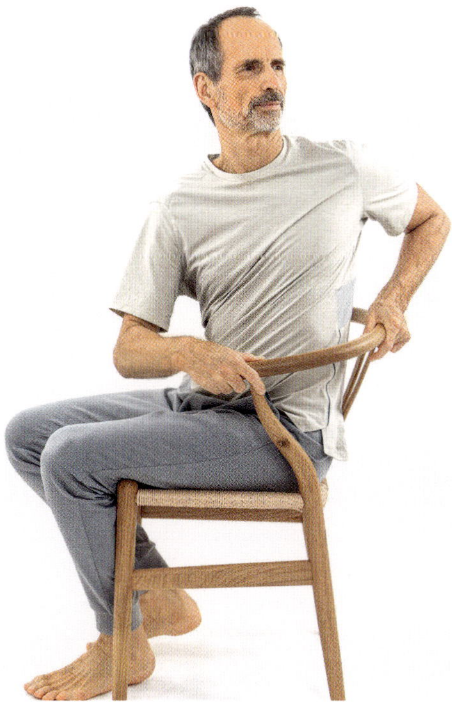

Die meisten Menschen sitzen heutzutage zu viel und bewegen sich dadurch zu wenig in vielen Bewegungswinkeln wie diesem hier. Das fördert Kopfschmerzen.

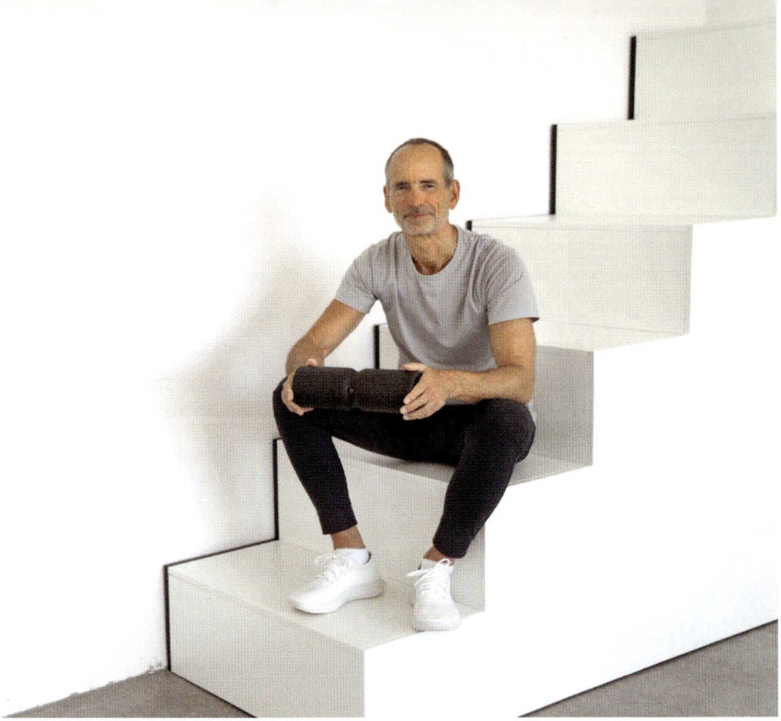

WIE KOPFSCHMERZEN HÄUFIG ENTSTEHEN

Ärzte und Therapeuten stehen bei Kopfschmerzen und erst recht bei Migräne vor großen Herausforderungen. Die Beschwerdebilder sind oft so vielfältig, die Ursachen und Symptome so komplex, dass eine Behandlung immer höchst individuell erfolgen muss. Wir von Liebscher & Bracht laden Sie ein, unsere Behandlung als Chance zu sehen – als Chance, weniger oft und weniger stark von Kopfschmerzen betroffen zu sein. Vielleicht lässt sich auch die Dosis Ihrer Medikamente nach Absprache mit Ihrem Arzt reduzieren. Doch wie können wir Ihnen bei Kopfschmerzen und eventuell auch bei Migräne genau helfen? Die Antwort liegt in unserem Schmerzverständnis. Aus unserer Sicht handelt es sich bei vielen Formen des Kopfschmerzes um eine Entladung gesteigerter

Spannungsverhältnisse in den Muskeln und Fasziensträngen des Nackens, Kopfes und Gesichts. Deswegen können unsere Selbsthilfetechniken, die solche Spannungen normalisieren, bei vielen Menschen so wirksam sein. Wir sehen es so: Leichte Fehlspannungen im Bereich von Halswirbelsäule und Schulter oder auch Nackenverspannungen lösen einen noch schwachen Kopfschmerz aus. Dieser kann sich bei zunehmender Belastung der Muskeln und Faszien zu einem stärkeren Schmerz steigern und schließlich in migränetypische Symptome gipfeln. Obwohl die Migräne eine Krankheit des Gehirns ist, steht sie daher manchmal auch am Ende eines Prozesses immer größer werdender Spannung. Spannungsbedingte Kopfschmerzen können zusätzlich zu Ihren Migräneanfällen auftreten und gelten auch als Risikofaktor für die Entstehung von Migräne.

Ein möglicher direkter örtlicher Zusammenhang könnte sich im Wirkungsbereich des Trigeminus finden. Auf **Seite 21** haben wir bereits beschrieben, dass dieser fünfte Gehirnnerv Kontakt zu allen Blutgefäßen im Gehirn hat und deren Weite und Durchlässigkeit steuert. Ein Hauptast des Trigeminus-Nervs ist der *Nervus mandibularis*, der die beiden großen Kaumuskeln, *Masseter* und *Temporalis*, ansteuert. Hier lässt sich ein direkter biomechanischer Zusammenhang vermuten, denn der Trigeminus verläuft genau im Bereich dieser Muskeln, die bei den meisten Menschen sehr verspannt und gestresst sind. Dadurch können die Muskeln den Nerv in bestimmten Bereichen komprimieren, was sich möglicherweise auf den Zustand der Gefäße im Gehirn auswirkt. Weitere Forschung ist nötig, um diesen Zusammenhängen endgültig auf die Spur zu kommen.

Dennoch: Denken Sie einmal kurz darüber nach, wie sich ein Migräneanfall bei Ihnen ankündigt. Vermutlich spüren Sie zunächst ein leichtes Ziehen an einer ganz bestimmten Stelle an den Schultern, an der seitlichen Nackenmuskulatur oder am Hinterkopf. Da die Spannung sehr oft in diesem Bereich beginnt, sprechen wir auch von einem dort sitzenden »Migränestrang«, der vor allem Anteile des Trapezmuskels umfasst. Diesen Ablauf haben wir seit vielen Jahren immer wieder von Migränepatienten beschrieben bekommen. Im Laufe eines Tages breitet sich dieser Schmerz dann aus und das gesamte Beschwerdebild kippt in die Migräne.

Nicht dass wir uns falsch verstehen: Es geht an dieser Stelle nicht darum, eine medikamentöse Therapie bei Migräne per se zu verteufeln. Sind Ihre Symptome sehr stark und ist der Leidensdruck groß, kann ihr Einsatz ab und an notwendig sein. Wir wollen Sie allerdings dazu ermutigen, nicht vorrangig auf Schmerzmittel zu setzen und zwischen den Anfällen unsere Übungen auszuprobieren. Gute Gründe dafür gibt es genug:

- Bedenken Sie, dass NSAR oft zusammen mit einem Antiemetikum verschrieben werden. Dieses soll Appetitlosigkeit, Übelkeit und Erbrechen lindern sowie die Aufnahme des Schmerzmittels im Körper beschleunigen. Zur Vorbeugung schwerer Attacken können zu den Antiemetika noch Betablocker oder Antidepressiva kommen. Sie nehmen also mitunter gleich zwei oder drei Medikamente mit einer langen Liste von Nebenwirkungen ein.

- Wissenschaftliche Studien belegen, dass es bei 40 Prozent der Migränepatienten trotz Einnahme von Triptanen oder Ergotaminen zu wiederkehrenden Kopfschmerzen kommt.[56] Damit sind Schmerzen gemeint, die innerhalb von 24 Stunden nach ihrem Abklingen oder einer deutlichen Besserung erneut auftreten.
- Ärzte und Forscher warnen davor, dass ein übermäßiger Gebrauch von NSAR, Analgetika, Triptanen oder Ergotaminen zu Dauerkopfschmerzen führen kann. Daher sollten entsprechende Präparate nicht länger als drei Tage hintereinander und nicht häufiger als zehn Tage pro Monat eingenommen werden.[57] Was aber tun Sie, wenn Ihre Beschwerden viel häufiger auftreten?

Sie sehen: Medikamente – egal ob bekannte Schmerztabletten, Triptane oder Prophylaxemittel wie Flunarizin oder Valproinsäure – führen schnell in eine Sackgasse. Es droht die Gefahr, dass Sie durch einen Übergebrauch genau das herbeiführen, was Sie eigentlich beseitigen wollten: Kopfschmerzen, Übelkeit, Erbrechen und viele andere Nebenwirkungen, die kein Mensch braucht.

DER »UNSICHTBARE« GEGNER

Wie bereits angedeutet, spielen überspannte Muskeln und Faszien bei der Entstehung von Kopfweh eine Schlüsselrolle. Warum ist das so? Blicken wir für eine Erklärung zunächst auf Ihre Halswirbelsäule. Dieser äußerst empfindliche Teil des Rückens verbindet den Kopf mit dem Rumpf. Rund um die Halswirbelsäule liegen zahlreiche Muskeln, Faszien und Bänder. Damit diese Strukturen voll funktionsfähig bleiben, müssen wir möglichst viele der von Natur aus möglichen Gelenkwinkel nutzen. Wir sind in der Lage, unseren Kopf nach vorne zu beugen, nach hinten zu überstrecken, zu beiden Seiten zu beugen und zu drehen sowie diese Bewegungen miteinander zu kombinieren. Wir könnten also theoretisch alle Bewegungen ausführen, die auch in unserem Rumpf bzw. in der Lendenwirbelsäule vorgesehen sind. Leider nutzen wir all diese Kopf- und Halswirbelsäulenbewegungen aber nur völlig unzureichend. Die meisten Menschen setzen in ihrem Alltag nur etwa zehn Prozent davon ein. Das liegt vor allem daran, dass moderne Lebens- und Arbeitswelten stark durch sitzende oder einseitig belastende Tätigkeiten geprägt sind. Ob der klassische Büroarbeiter, der auf die Tastatur tippt, der Vielfahrer, der Handwerker, der die Brötchen backt, Räumlichkeiten zimmert und Metall verarbeitet, oder der Schüler, der fleißig lernt – Tätigkeiten, die unser alltägliches Leben bedeuten, fordern von uns nun mal Tag für Tag dieselben Bewegungsgewohnhei-

ten. Diese Gewohnheiten beeinflussen aber nicht nur die Hals- und Nackenmuskulatur.
Bei der Erklärung von Kopfschmerzen lohnt auch ein Blick auf die Muskulatur unseres Kiefers, vor allem auf die Kaumuskulatur. Genauso wichtig ist die Muskulatur unseres Gesichts, auch die der Augen.
Die Kaumuskeln sind heutzutage oft stark verspannt. Das sieht man schon daran, dass viele Menschen nicht mehr ohne Beißschiene auskommen, weil sie sonst zu heftig mit den Zähnen knirschen würden (siehe dazu auch unser Buch »Kiefer & Zähneknirschen« in dieser Buchreihe).
Auch die Augenbewegung reduziert sich mehr und mehr, weil wir immer häufiger und immer länger auf Bildschirme schauen, wo die Kameraführung quasi die Bewegung der Augäpfel ersetzt. Das friert diese geradezu ein. Die Augenmuskeln können daher ebenso verkürzen wie alle anderen Muskeln auch – übermüdete, zum Teil schmerzende Augen sind die Folge.
Der Körper ist anpassungsfähig und optimiert sein Verhalten, sodass bestimmte Bewegungen einmal einstudiert fast automatisch ablaufen. Denn das Gehirn spiegelt diese Bewegungsmuster wider: Hirnprogramme in den sogenannten Basalganglien speichern häufig genutzte Bewegungsabläufe und sorgen durch Ansteuerung der Muskeln dafür, dass sie im Alltag schnell und präzise umgesetzt werden können. Hier werden also auch die Spannungen für die Muskulatur vorgegeben, um die entsprechenden Bewegungsmuster ausführen zu können.
Wann immer nun ein Gelenk gestreckt oder gebeugt wird, ziehen sich Muskelpartien und die umliegenden Faszien zusammen, während andere nachgeben und gedehnt werden. Immer bessere Bewegungsführung ist der Vorteil oft wiederholter körperlicher Tätigkeiten.
Es gibt aber auch einen großen Nachteil dieser Effizienz: Nehmen wir immer die gleichen, aber unvollständigen Bewegungswinkel ein, fehlt dem Körper der Ausgleich. Ein solches einseitiges Bewegungsverhalten im Alltag und mangelnde Abwechslung führen jedoch mit der Zeit zu einer Muskelspannung, die über das normale Maß hinausgeht. Muskeln und Faszien werden unnachgiebiger und der Körper reagiert nur noch sehr unflexibel und unter größter Anstrengung auf neue Bewegungen. Diese Inflexibilität hat Folgen für den ganzen Körper und ist entscheidend bei der Entstehung von Kopfschmerzen.

Was hat häufiges Sitzen mit Kopfschmerzen und Migräne zu tun?

Beim Sitzen geschieht genau das, was wir eben beschrieben haben. Die Arme sind nach vorne gestreckt, die Beine angewinkelt, der Kopf ist in den Nacken geworfen und der Rücken zu einem Buckel rund gekrümmt: So verbringen die meisten Menschen den Großteil ihrer Zeit. Ob beim Essen, am Arbeitsplatz und sogar beim Radfahren (vor allem auf dem Rennrad) oder beim Brustschwimmen. Für den Rumpf bedeutet dies bestimmte »Verkürzungen« und eine angespannte Muskulatur im Bereich des Rückens, Nackens, der Schulter, des Kiefers, der Schläfen, des Gesichts und, wie wir schon erklärt haben, der Augen. Es entsteht ein muskuläres Kräftemessen, ja geradezu ein Aufrüsten.

Der obere Rücken kann uns wegen der Verkürzungen im Brustbereich nicht mehr gerade halten. Verkürzte Kopfwender ziehen nun noch mehr in den Rundrücken und gleichzeitig die Nackenstrecker in die Verkürzung, wodurch der »Geierhals« immer deutlicher zutage tritt. Die Schultern wandern mehr und mehr nach vorne, wodurch der Nacken noch mehr verspannt. Die Kaumuskeln verkürzen, weil wir den Kiefer nicht weit genug öffnen. Der Grund: Wir machen den Mund nicht mehr auf, ertragen den frustrierenden Job oder eine unglücklich machende Partnerschaft und die Nahrung ist meist weich und zerkleinert. Viele können gar nicht mehr in einen größeren Apfel beißen. Zahnärzte beklagen sich darüber, dass ihre Patienten alle paar Minuten Pause machen müssen. Und die Augen starren viel zu lange unbewegt in die Bildschirme. Überall am und rund um den Kopf herrscht Anspannung, Verkürzung, Muskelstress und Faszienverfilzung. Und da wundern wir uns über Kopfschmerzen?

Alle beschriebenen Einflüsse, die heute unseren Alltag formen, sind unserer festen Überzeugung nach Hauptauslöser der meisten Schmerzzustände rund um den und im Kopf. Die Vielfalt der biomechanisch eigentlich möglichen Kopfbewegungen ist im heutigen Alltag weitgehend unnötig geworden und wird deswegen viel zu wenig oder gar nicht genutzt. Beim Fernsehen und Streamen ersetzt die Kameraführung Kopfbewegungen, die beim »Betrachten der Realität« auf dem Bildschirm daher nicht mehr nötig sind. Im Auto ersetzt der Rückspiegel das Nach-hinten-Schauen im Straßenverkehr – genauso wie immer öfter eine Kamera den Rückwärts-

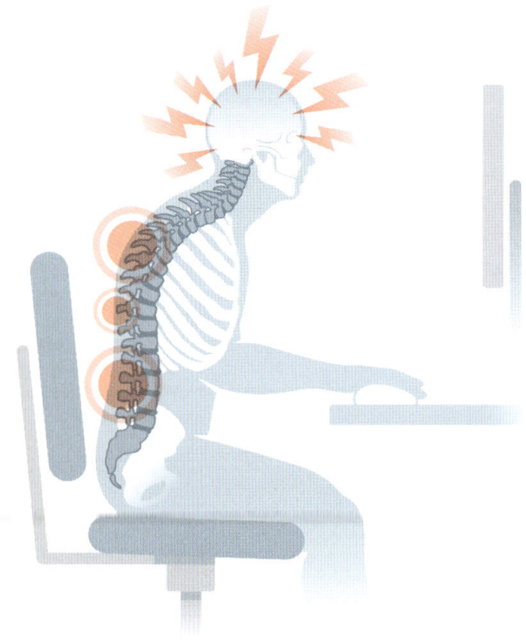

Langes und häufiges Sitzen ist für die Muskeln pures Gift und kann sogar Kopfschmerzen begünstigen.

blick beim Ein- und Ausparken unnötig macht. Am Arbeitsplatz ersetzen Drehstühle die Rotation des Kopfes …
Überspannte Muskeln und Faszien im Rücken-, Nacken- und Schulterbereich werden in den meisten Fällen durch falsche Haltung und Belastung verursacht. Als Folge der Fehlhaltung und monotonen Bewegungen verhärtet sich die Muskulatur und reagiert an bestimmten Stellen schmerzhaft auf Druck. Jetzt braucht es nur noch ein Quäntchen mehr Stress und der Kopf schmerzt.

Zugkräfte bedrohen die Bandscheiben

Noch einmal ganz genau: Lange vor der Entstehung einer möglichen Migräne erzeugen die beschriebenen muskulär-faszialen Verkürzungen gegeneinanderziehende Kräfte. Der Körper baut weit über das normale Maß hinausgehende Gegenspannungen auf. Je nachdem, wo sie wirken, kommt es auch dazu, dass die Wirbelkörper der Halswirbelsäule so stark aufeinandergepresst werden, dass eine Schädigung der Bandscheiben droht. In dieser Phase kann Ihre Schmerzempfindlichkeit im Nackenbereich aufgrund starker Verspannungen deutlich erhöht sein. In der Knochenhaut sitzen sogenannte interstitielle Rezeptoren, die die Überspannung registrieren und diese Bedrohung der Struktur an das Gehirn weiterleiten. Dort im Mittelhirn ist das Periaquäduktale Grau (PAG), eine Ansammlung von Nervenzellkörpern, für die Schmerzverarbeitung zuständig: Die Hirnprogramme für unsere Bewegungsmuster in den Basalganglien und das Periaquäduktale Grau befinden sich in ständigem Austausch. Sind Ihre Bandscheiben durch Ihr Bewegungsmuster und die daraus resultierenden zu hohen Anpresskräfte bedroht, projiziert das Gehirn einen Schmerz in den entsprechenden Körperbereich und macht Sie so auf die Bedrohung aufmerksam – der Schmerz alarmiert Sie. Liebscher & Bracht bezeichnen diesen Schmerz daher als Alarmschmerz.
Mit anderen Worten: Viele Formen des Kopfschmerzes sind Hilferufe des Gehirns, um die Halswirbelsäule vor größerem Schaden wie einem Bandscheibenvorfall zu bewahren. Mit dem Alarmschmerz »friert« der Körper im Extremfall fast all die Bewegungsmöglichkeiten der Nackenmuskulatur und des Kopfes ein. Ergänzt werden die Alarmschmerzen durch Überlastungsschmerzen, die einfach dadurch zustande kommen können, dass bestimmte Muskeln überfordert sind, weil sie gegen den Zug der verfilzten Faszien nicht ankommen und vor Überlastung anfangen zu brennen. Sie kennen vielleicht die Situation, dass Sie ein Gewicht am waagerecht gestreckten Arm vor sich halten und nach einigen Minuten Ihre Schulter anfängt zu brennen, als wäre sie entzündet. Dieser Schmerz entsteht dadurch, dass der den Arm hochhaltende Muskel ermüdet und zunehmend diesen brennenden Überlastungsschmerz erzeugt – einfach, weil er nicht mehr kann.

WOHER KOMMT DER SCHMERZ?

Überall dort, wo Muskelsehnen an den Fortsätzen der Wirbel ansetzen, sitzen bestimmte Rezeptoren in der Knochenhaut. Sie sind die ganze Zeit über damit beschäftigt, die Spannungs- und Zugverhältnisse rund um die Halswirbelsäule zu messen und an das Gehirn weiterzuleiten.

Wie gesagt: Sind die Bandscheiben durch Überspannungen bedroht, projiziert das PAG einen Schmerz in Nacken und Kopf und macht so auf die Gefahr aufmerksam – der Schmerz alarmiert Sie. Er ist sozusagen ein Warnsystem unseres Gehirns und stoppt die potenziell gefährdenden Bewegungen.

Natürlich sind Kopfschmerzen sehr unangenehm und fraglos schränken sie uns im Alltag mitunter stark ein. Doch viel gefährlicher wäre es, wenn Schäden an den Bandscheiben schmerzfrei auftreten würden und man nichts davon mitbekäme. Sie sollten den Alarmschmerz des Körpers daher nicht ignorieren oder versuchen, ihn dauerhaft durch Schmerzmittel und andere Maßnahmen zu verschleiern und unfühlbar zu machen. Denn er weist Sie darauf hin, dass Sie nicht so weitermachen dürfen wie bisher.

Es ist wie mit der Ölkontrollleuchte im Auto: Kein Mensch käme auf die Idee, dieses Alarmsignal mit Klebeband oder Pflaster zu verdecken oder das Stromkabel zu durchtrennen, damit ihn das rote Licht nicht weiter nervt und stört. Jeder weiß: Wenn man diesen Alarm, der anzeigt, dass zu wenig Öl im Motor ist, ignoriert oder unterdrückt, kann es bald zum Kolbenfresser kommen, und der Motor geht kaputt. Deshalb wird man möglichst rasch an einer Tankstelle anhalten, um Öl nachzufüllen.

Schmerzen haben meist die Funktion einer Ölkontrollleuchte und Schmerzmittel sind wie Pflaster, die den Schmerz zudecken, unfühlbar machen, aber nicht seine häufigste Ursache beseitigen: die zu hohen Spannungen in den Muskeln und Faszien. Die einzige ursächliche Lösung, um diesen Schmerz dauerhaft zu beseitigen, ist die Normalisierung der erhöhten Spannung. Dann stellt unser Körper die meisten Schmerzen ab, so wie die Ölkontrollleuchte erlischt, wenn Öl in den Motor nachgefüllt wird.

Warum gehen viele Zeitgenossen mit ihrem Auto sensibler um als mit ihrem Körper, könnte man fragen. Die einzige Antwort darauf ist, dass die meisten Menschen diese Zusammenhänge nicht kennen.

Hören Sie also auf die Sprache Ihres Körpers. Kopfschmerzen sind eine Handlungsanweisung, die zu hohe Spannung der Muskulatur und Faszien abzubauen und ihren Tonus zu normalisieren, damit die Bandscheiben der Halswirbelsäule nicht geschädigt werden oder bereits bestehende Schädigungen nicht noch größer werden.

Wir von Liebscher & Bracht begreifen Kopfschmerzen nicht als etwas, dass man einfach »nur« behandeln kann, sondern als ein Warnzeichen des Körpers, etwas am Bewegungsverhalten zu verändern. Kopfschmerzen sind immer auch eine Chance, schädliche Verhaltensgewohnheiten abzulegen oder auszugleichen. Besonders gut gelingt das mit unserer Kombination aus Light-Osteopressur, Dehnübungen und Faszien-Rollmassage. Sie helfen Ihnen, sich mehr zu bewegen, neue Bewegungswinkel einzunehmen und überhöhte Muskelspannungen zu lösen und dadurch Schmerzen zu lindern und vorzubeugen. Bei Nichtbehandlung oder Ausbleiben veränderter Verhaltensgewohnheiten dagegen können die Reparaturmechanismen im Körper nicht greifen und es kommt zu einer Dauersensibilisierung im muskulär-faszialen Gewebe. Dadurch können Kopfschmerzen chronisch werden.

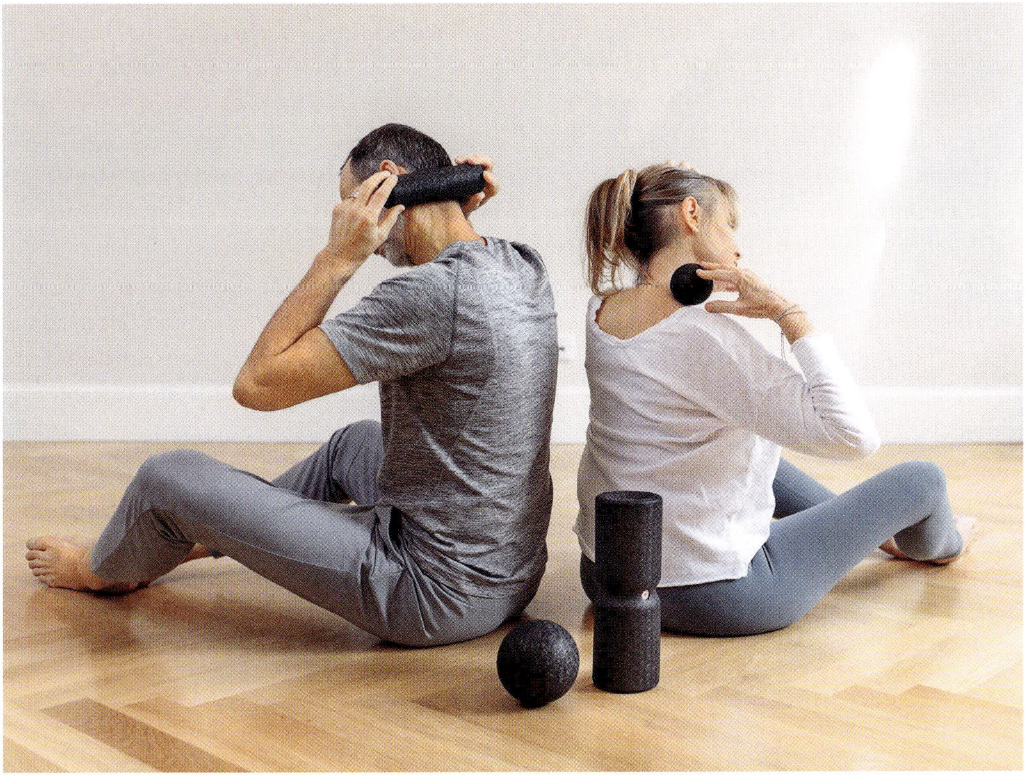

Indem Sie selbst aktiv werden, lassen sich überhöhte Muskelspannungen gut lösen, was wiederum bei vielen Kopfschmerzen bewährte Hilfe leistet. Eine Technik dazu ist die Faszien-Rollmassage.

CLUSTER-KOPFSCHMERZEN

Die Liebscher & Bracht-Schmerztherapie fokussiert sich auf die Behandlung von Schmerzen, die auf hohe Spannungen im muskulär-faszialen Gewebe zurückgehen. Das ist bei spannungsbedingten Kopfschmerzsymptomen im Rahmen einer Migräne oder dem Begleitkopfschmerz in Pausen während eines Cluster-Kopfschmerz-Zykluses der Fall. Daher können unsere Dehnübungen zur Entspannung und Flexibilisierung von Muskeln und Faszien auch bei diesen schweren Formen des Kopfschmerzes als ergänzende Behandlung sehr gut zur Schmerzlinderung beitragen und möglichen Verschlimmerungen der Attacken vorbeugen.

SCHMERZEN MÜSSEN NICHT SEIN

Mit jedem Tag, an dem Sie nichts gegen die Verkürzungen unternehmen, werden diese intensiver – und die Zugspannung entsprechend größer. Die Muskeln, die in eine Richtung ziehen, müssen immer mehr gegen den Zug der zunehmend verfilzten und weniger flexiblen Faszien aus der anderen Richtung arbeiten. Ist schließlich ein bestimmtes Maß überschritten, schmerzt der Kopf irgendwann ständig.

Wir erleben bei unseren Patienten seit Jahren, dass sich Kopfschmerzen schnell bessern können, sobald man die zu großen Spannungen normalisiert. In dem Moment, in dem die Zugkraft aus der einen Richtung nachlässt, müssen die Muskeln der Gegenrichtung weniger ziehen und die Belastung der Wirbelsäule sinkt unter die Intensität, die etwas kaputtmachen könnte. Die Rezeptoren melden dem Gehirn daraufhin, dass wieder alles in Ordnung ist, woraufhin dieses den Alarmschmerz herunterregelt.

Unsere Erfahrung zeigt, dass Kopfschmerzen rasch nachlassen können, wenn zu hohe Spannungen beseitigt, also normalisiert werden. Und dabei spielt es keine Rolle, ob die Schmerzen gerade das erste Mal aufgetreten sind oder ob sie einen schon seit Jahren, gar Jahrzehnten quälen.

Unserer Meinung nach können bei der Mehrzahl der Patienten die Spannungskopfschmerzen ohne größere Probleme beseitigt werden – auf Dauer. Und das einfach dadurch, indem man eine zu hohe Spannung auf das biologisch richtige Maß reduziert. Mit dem Liebscher & Bracht Programm ab **Seite 66** bieten wir Ihnen eine wirkungsvolle Ergänzung oder Begleitung zu Ihrer multimodalen Behandlung, besonders bei Migräne. Damit werden Sie unabhängiger von Umwelteinflüssen und anderen Faktoren, denen jeder manchmal zwangsläufig ausgesetzt ist. So drehen Sie den Spieß um, erlangen die Kontrolle über Ihren Körper zurück und können Schritt für Schritt Ihren eigenen Weg in Richtung Schmerzfreiheit gehen.

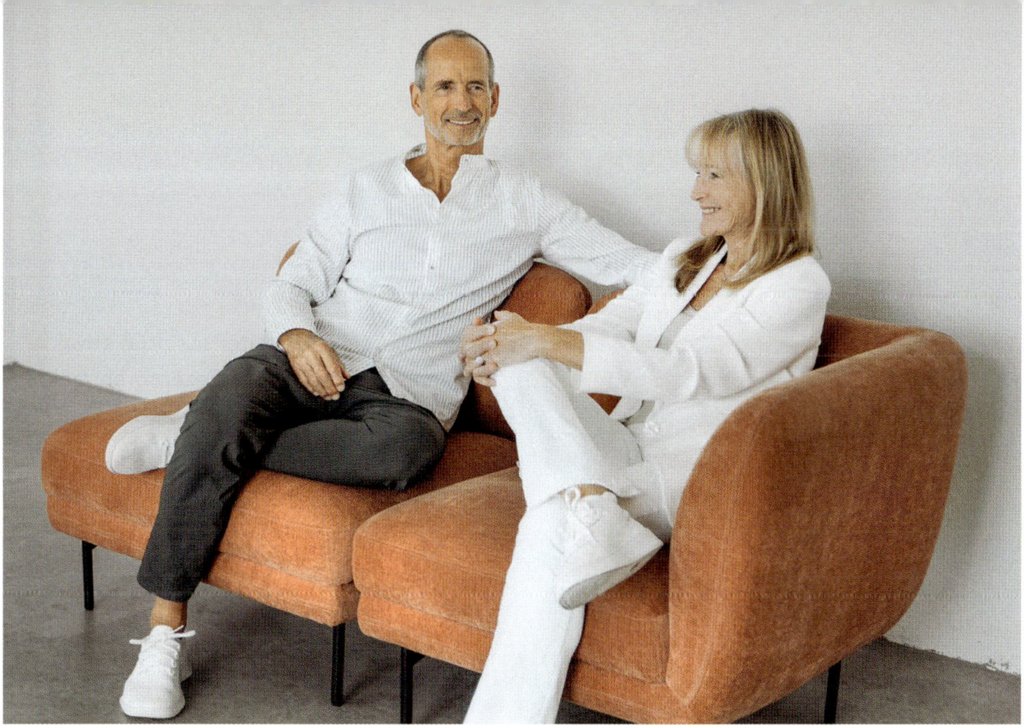

IHR WEG IN DIE SCHMERZFREIHEIT

Patienten mit Kopfschmerzen wissen oft nicht, was ihre Schmerzen verursacht, und versuchen meist erst einmal, ihnen durch Selbstmedikation beizukommen. Wenn sie sich irgendwann entscheiden, zum Arzt zu gehen, gibt es nicht immer eine genaue Diagnose und Erklärung für ihr Krankheitsbild. Manchmal werden dann dieselben Maßnahmen empfohlen, die man ohnehin schon anwendet bzw. probiert hat.

Wenn gar nichts hilft, wird vielleicht die Dosis der Schmerzmittel erhöht oder es werden stärkere Medikamente verschrieben. Der mögliche Beginn einer gefährlichen Spirale, da durch zu viele Anti-Schmerz-Mittel genau das Gegenteil erzielt wird: Schmerzen. Vieles, das kurzfristig zu helfen scheint, entpuppt sich also auf lange Sicht als uneffektiv, mitunter sogar als schädlich für Ihren Körper.[58]

DIE SCHMERZTHERAPIE NACH LIEBSCHER & BRACHT

Seit Mitte der 1980er-Jahre erforschen wir gemeinsam das Thema Schmerzen. Wir haben es geschafft, eine neue Therapie zu entwickeln, die Patienten auf natürliche Weise dauerhaft von ihren Schmerzen befreien kann. Unser Ziel war und ist es, dass möglichst alle Menschen ein schmerzfreies, gesundes Leben in voller Beweglichkeit bis ins hohe Alter führen können.

Mittlerweile dürfen wir immer mehr dazu beitragen, das Verständnis für die Schmerzen im menschlichen Körper, ihre Funktion und Aufgabe und natürlich die »Heilung« der meisten dieser Schmerzen voranzubringen – mit unserer biologisch-natürlichen Vorgehensweise, die keinerlei negative Nebenwirkungen hat, dafür aber sehr positive.

Früher kamen viele Patienten nur deshalb zu uns, weil sie keine andere Möglichkeit mehr sahen, ihre quälenden Schmerzen loszuwerden. Doch sie konnten sich nicht vorstellen, wie das gehen sollte, denn oft lag eine jahrelange Odyssee hinter ihnen, auf der sie »alles« versucht hatten, um sich schließlich damit abfinden zu sollen, dass ihnen nicht zu helfen sei: »Das liegt eben bei Ihnen in der Familie.« »In Ihrem Alter ist da nichts mehr zu machen.« »Bei Ihnen ist das psychisch.« »Bevor Sie nicht 50 Kilo abgenommen haben, kann Ihnen niemand helfen …« Das waren die Aussagen, die verzweifelte Patienten zu uns trieben. Und deshalb glaubten sie auch nicht wirklich daran, dass wir ihnen helfen könnten, weil sie ja über Jahre immer nur gehört hatten, da sei nichts mehr zu machen. Heute sieht das völlig anders aus. Wir sind mittlerweile sehr bekannt, und zwar vor allem wegen der Tatsache, dass wir die Patienten von den meisten Schmerzen relativ schnell befreien können – auch von chronischen oder solchen, die aus medizinischer Sicht für nicht

WICHTIGER HINWEIS

Prinzipiell empfehlen wir allen Menschen mit starken akuten oder chronischen Schmerzen und auch bei Vorgeschichten wie mehrfachen Operationen oder anderen erschwerenden Umständen, sicherheitshalber einen unserer zertifizierten Therapeuten aufzusuchen. Schon nach der ersten Behandlung können Sie dann einschätzen, ob unsere Methode Ihnen helfen kann und wie Sie weitermachen möchten. Und wenn Sie nicht weiterwissen, sich die Eigenverantwortung noch nicht zutrauen, wenn Sie Fragen zu den Übungen oder den anderen Selbsthilfetechniken haben oder bei der Ausführung einfach einen Profi an Ihrer Seite wissen möchten, stehen Ihnen auch dafür unsere zahlreichen zertifizierten Therapeuten zur Verfügung (siehe **Seite 120**).

therapierbar gehalten werden. Immer mehr Ärzte, Physiotherapeuten und Heilpraktiker lassen sich bei uns ausbilden, weil ihre Patienten gern mit unserer Schmerztherapie nach Liebscher & Bracht behandelt werden möchten. Inzwischen therapieren in Deutschland, Österreich und der Schweiz über 4000 von uns zertifizierte Ärzte und Therapeuten nach unserer Methode und nutzen unsere Qualitätssicherungsmaßnahmen, um die Therapie nach dem von uns entwickelten Standard durchzuführen.

Diese Anzahl unserer Therapeuten permanent zu erweitern und die Behandlungsqualität immer weiter zu verbessern, ist unsere größte und wichtigste Aufgabe. Wir wollen, dass jeder Schmerzleidende nicht weit fahren muss, um unsere Therapie ausprobieren zu können, damit er so schnell wie möglich von seinen – meist völlig unnötigen – Leiden befreit werden kann.

UNSERE VISION VON EINEM SCHMERZFREIEN LEBEN FÜR ALLE

Mit diesem Buch möchten wir allen Betroffenen die Möglichkeit geben, sich von ihren Kopfschmerzen selbst zu befreien. Jeder unserer Schmerzratgeber (siehe **Seite 121 f.**) bringt uns der Vision, allen Menschen ein schmerzfreies Leben weitgehend selbstbestimmt zu ermöglichen, wieder ein Stück weit näher.

Nach der Lektüre wissen Sie, wie die meisten Schmerzen im Bereich des Kopfes zustande kommen, wie Sie der Entstehung vorbeugen und sie damit verhindern können, was Sie tun müssen, wenn Schmerzen auftreten, und wie Sie dafür sorgen können, dass Sie dauerhaft davon verschont bleiben. Mithilfe von theoretischem Wissen, ausgefeilten Übungstechniken und praktischen Hilfsmitteln können Sie eigenverantwortlich zu Ihrer lebenslangen Schmerzfreiheit und Gesundheit beitragen. Neben einfachen Körperübungen lernen Sie die Faszien-Rollmassage und die Light-Osteopressur kennen. Dazu haben wir Hilfsmittel für die Eigentherapie (für den Anfang tun es natürlich auch Alternativen aus Ihrem Haushalt) entwickelt: das Faszien-Rollmassage-Set, eine Übungsschlaufe, das Drücker-Set, eine Schmerzfrei Nährstoffkombi und unseren Nackenretter, der auch bei Kopfschmerzen helfen kann. Auf unserer Website www.liebscher-bracht.com finden Sie viele weitere Infos. Besuchen Sie auch unbedingt unseren YouTube-Kanal mit über 1500 motivierenden Übungsvideos zum »Dranbleiben« (siehe **Seite 122**). Oder lassen Sie sich von Roland täglich motivieren, in eine regelmäßige siebenminütige (von Montag bis Samstag) und 30-minütige (sonntags) Übungsroutine einzusteigen, mit der Sie die Chance haben, endlich regelmäßig und systematisch etwas für sich und Ihre lebenslange Schmerzfreiheit und gute Beweglichkeit zu tun und Ihren »inneren Schweinehund« zu überlisten.

UNSERE GESCHICHTE

Medizinisch-naturheilkundliches und Maschinenbauwissen, kombiniert mit lebenslanger Bewegungserfahrung aus der Kampfkunst – das waren die Grundlagen unserer neuen Schmerztherapie.

1985 eröffnete ich (Roland) meine erste Wing-Tsun-Kampfkunst- und Selbstverteidigungsschule und erlebte dort immer wieder, dass bei Kursteilnehmerinnen und Kursteilnehmern Schmerzen besser wurden oder ganz verschwanden. Laut ärztlicher Diagnose – Arthrose, Bandscheibenvorfall oder Entzündungen – hätten diese Schmerzen aber eigentlich gar nicht beeinflussbar sein dürfen, vor allem nicht durch Bewegungsübungen, von denen meist abgeraten wurde. Für mich als studierten Wirtschaftsingenieur der Fachrichtung Maschinenbau, der sein Hobby Kampfkunst zum Beruf gemacht hatte, waren daher diese Schmerzlinderungen ebenso wenig erklärbar und nachvollziehbar wie für Petra als Ärztin für Allgemeinmedizin und Naturheilverfahren oder für andere Ärzte und Physiotherapeuten, die bei mir trainierten.
In den Folgejahren entwickelte ich aufgrund dieser Erfahrungen ein neues Bewegungssystem gegen Schmerzen, später ein manuelles Therapiesystem, das wir Osteopressur tauften. Uns wurde immer klarer, dass die Lehrmeinung der herkömmlichen Medizin und Physiotherapie im Bereich der Entstehung und Behandlung der meisten Schmerzen dringend ergänzt werden musste, da sie offenbar grundlegende Irrtümer enthielt.
In den folgenden 20 Jahren entstand aus unseren Erkenntnissen ein völlig neues, revolutionäres Schmerzentstehungsmodell. Die daraus resultierende Therapie ist in der Lage, die meisten Schmerzen des Bewegungsapparates ohne Schmerzmittel und Operationen auf völlig natürliche Art und Weise zu beseitigen, also im besten Sinne zu heilen.
Seit 2007 bilden wir Ärzte aller Fachrichtungen, Physiotherapeuten, Heilpraktiker, Osteopathen und andere Therapeuten in unserer Schmerztherapie nach Liebscher & Bracht aus und verbreiten unser Wissen in Vorträgen, Büchern, Fernsehen, Radio, Zeitungen, Übungs- und Erklärvideos auf YouTube und durch Aktivitäten in vielen sozialen Netzwerken. Unser Ziel ist, allen Menschen ein schmerzfreies, selbstbestimmtes Leben zu ermöglichen. Besonderen Wert legen wir darauf, dass die Schmerzleidenden lernen, sich mit unseren Übungen, der Faszien-Rollmassage und der Light-Osteopressur selbst zu behandeln und zu helfen.

Zusätzlich finden Sie dort alle Übungen für die zwölf Schmerzbereiche Ihres Körpers in Mitmachlänge, ebenfalls angeleitet, erklärt und vorgemacht von Roland.

SO FUNKTIONIERT UNSERE THERAPIE

Die Schmerztherapie nach Liebscher & Bracht ruht auf zwei bewährten Säulen: auf der Behandlung durch zertifizierte Therapeuten und auf der konsequenten Selbstbehandlung.

Osteopressur: spontaner »Reset« des Schmerzgedächtnisses

Weil es unserer Erfahrung nach so entscheidend ist, die Überspannung der Muskeln und Faszien abzubauen, haben wir die Osteopressur entwickelt. Sie nutzt nach unserem Erklärungsmodell im Körper fest installierte Schaltstellen, sogenannte interstitielle Rezeptoren. Diese befinden sich in der Knochenhaut und registrieren die Bedrohung der Halswirbelsäule durch den Druck, der von den überspannten Muskeln und Faszien ausgeht. Sie leiten diese Information an das Gehirn weiter, das daraufhin Alarmschmerzen genau in die Körperposition oder -bewegung projiziert, die zur Schädigung der Halswirbelsäule und des Nackenbereichs führen würde (siehe **Seite 36**). Da die hier geschilderten physiologischen Zusammenhänge auf unseren Erfahrungen beruhen, werden wir anhand dieses roten Fadens nach und nach diese Annahmen durch eigene Studien erhärten oder entsprechend korrigieren.

Bei der Osteopressur nutzen Liebscher & Bracht-Therapeuten die Rezeptoren in der Knochenhaut und ihren direkten Zugang zum Gehirn, wo der Schmerz entsteht. Die Ansteuerungsprogramme im Gehirn, die für die übermäßige Spannung der Muskeln sorgen, werden durch gezieltes Drücken der Rezeptorstellen sozusagen »auf die Werkseinstellungen zurückgesetzt«. Man kann vereinfacht von einem Reset sprechen.

Der Körper reagiert auf diesen »Knopfdruck« sofort: Die zu hohen Spannungen lassen deutlich nach, bis sie das vom Körper empfundene Normalniveau erreicht haben. Je nachdem, wie stark der Verschleiß fortgeschritten ist, kann der Körper langfristig auch Schäden regenerieren – das braucht natürlich je nach Intensität der Schädigung mehr Zeit. Aber der Schmerz ist auf jeden Fall schon einmal überwunden.

Die Übungen: langfristige Selbsthilfe

Wer unter Kopfschmerzen leidet, neigt schnell dazu, sich zu schonen. Doch Schonung ist gerade bei Kopfschmerzen vom Spannungstyp genau der falsche Weg, um seine Beschwerden zu lindern. Umso wichtiger ist es, dass Sie in Bewegung bleiben. Deshalb finden Sie in diesem Buch Übungen, die Sie schnell und einfach zu Hause ausführen können. Selbst wenn Sie Red-Flag-Symptome, also klare

Warnsignale, haben (siehe **Seite 13**), können Sie nach Absprache mit Ihrem behandelnden Arzt, der bestenfalls auch in unserer Therapie ausgebildet ist, und entsprechenden Untersuchungen sofort mit em Üben anfangen und so Ihre Kopfschmerzen ganz natürlich selbst behandeln.

Durch unsere speziell entwickelten Faszien-Rollmassagen, die Light-Osteopressur und die Dehn-Kräftigungs-Übungen können Sie die muskulär-fasziale Spannung selbst senken und langfristig auf einem normalen Niveau halten. Es ist dafür jedoch absolut notwendig, dass Sie diese Übungen regelmäßig und konsequent durchführen. Denn nur so bleiben Ihre Muskeln und Faszien permanent nachgiebig und die Spannungen im Normalbereich. Das ist der einzige Weg, um sich dauerhaft auf natürliche biologische Weise von spannungsbedingten Kopfschmerzen befreien zu können.

Kein Therapeut dieser Welt kann Ihnen diese Arbeit abnehmen. Sie müssen beharrlich jeden Tag – bei Migräne zwischen den Attacken – diejenigen Bewegungswinkel, die im Alltag nicht vorkommen, durch unsere Übungen ausgleichen. Und das dauerhaft! In dem Moment, in dem Sie die Übungen nicht mehr machen, werden die Spannungen aufgrund des persönlichen Bewegungsprofils in Ihrem Alltag leider meist mehr oder weniger schnell wieder zunehmen und sich die Kopfschmerzen langsam wieder aufbauen.

DAUERHAFT SCHMERZFREI

Von den medizinischen Leitlinien gegen chronische Spannungskopfschmerzen empfohlen sind unter anderem manuelle Therapien mit Dehn- und Entspannungseinheiten.[59] Zu einer solchen Therapie gehört die Liebscher & Bracht-Methode.

HILFE ZUR SELBSTHILFE

Unsere Schmerztherapie ist speziell darauf ausgerichtet, Überspannungen abzubauen und Ihnen dadurch wieder ein schmerzfreies Leben zu ermöglichen. Im Praxisteil dieses Buches (ab **Seite 56**) zeigen wir Ihnen ausführlich, wie Sie Ihre Kopfschmerzen dauerhaft loswerden können: mit einfachen Körperübungen, Faszien-Rollmassage und Light-Osteopressur (der Laienvariante der Osteopressur zur Selbstbehandlung).

Uns geht es darum, Ihnen Hilfe zur Selbsthilfe anzubieten, weil letztlich in vielen Fällen nur Sie selbst Ihre Kopfschmerzen erfolgreich beseitigen können. Wir können Ihnen zahlreiche Tipps geben, aber Ihr Körper strukturiert sich nur dann dauerhaft um, wenn Sie auch dauerhaft unsere Übungen und die anderen empfohlenen Selbsthilfemaßnahmen absolvieren. Bleiben Sie also unbedingt am Ball, es lohnt sich auf jeden Fall!

Wir fokussieren uns auf die Behandlung von chronischen und akuten Schmerzen, die auf zu hohe Spannungen im muskulär-faszialen Gewebe zurückgehen und sich auf den Bewegungsapparat auswirken. Gegen Kopfschmerzen haben wir ein spezielles Übungsprogramm entwickelt, mit dem Sie Ihre schmerzhaften Beschwerden selbstständig behandeln können.

Ein Training gegen Spannungskopfschmerzen und Co. besteht stets aus den folgenden drei Einheiten:

- **Osteopressur:** Bestimmte Schmerzrezeptoren auf der Knochenhaut messen Muskelspannungen und leiten die Messungen an das Gehirn weiter. Bei Überspannungen entsendet es einen Schmerz in den entsprechenden Körperbereich. Gezieltes Drücken dieser Knochenpunkte fährt den Schmerz wieder herunter, sodass diese Technik sehr gut bei akuten Schmerzen helfen kann.
- **Dehnübungen:** Täglich gemacht, nehmen Sie mit ihnen neue Gelenkwinkel ein, dehnen Ihre Muskeln und Faszien wieder geschmeidig und gewinnen nach und nach an Beweglichkeit. Zusätzlich festigen wir die neu erreichten Gelenkwinkel mit speziellen Kräftigungen, die in unsere Dehnübungen eingebaut sind.
- **Faszien-Rollmassagen:** Verfilzungen in den Faszien lösen Sie mittels mechanischem Druck auf das Bindegewebe, der den Stoff- und Flüssigkeitswechsel anregt, sodass Zwischenzellabfallstoffe gegen neue Nährstoffe ausgetauscht werden. Mit elastischen Faszien beugen Sie auch Verletzungen vor.

Mit unseren speziell entwickelten Drückern für die Light-Osteopressur können Sie bei einer akuten Attacke gezielt und damit äußerst effektiv gegen Kopfschmerzen angehen.

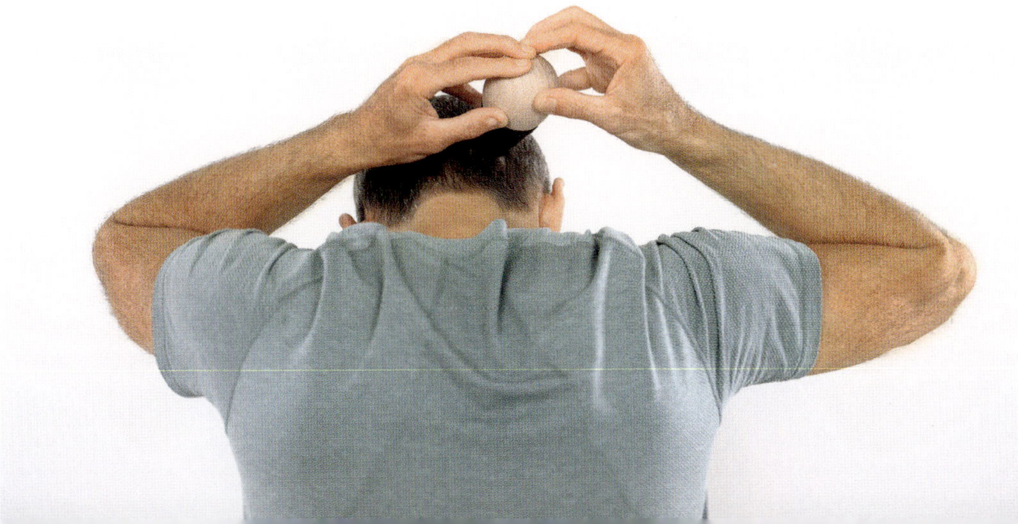

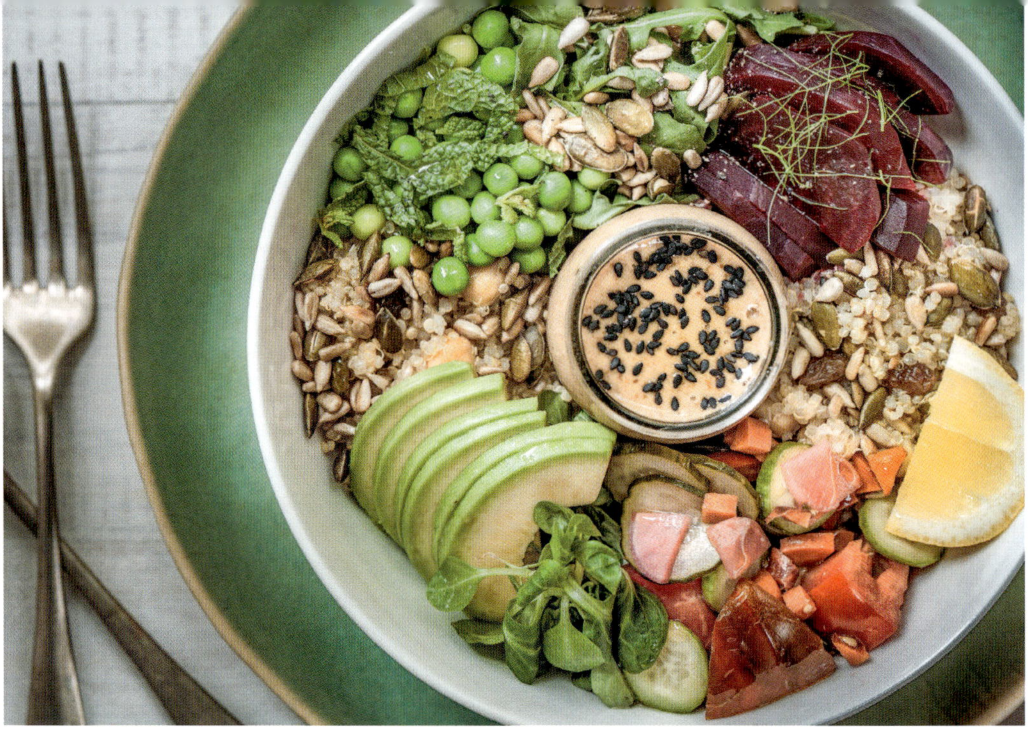

DIE RICHTIGE ERNÄHRUNG GEGEN SCHMERZEN

Es gibt heute viele unterschiedliche Ernährungsempfehlungen, die sich noch dazu oft widersprechen. Vielleicht können Sie sich daher erst einmal nicht vorstellen, dass Sie mit der richtigen Ernährung tatsächlich auf lange Sicht schmerzfreier bleiben können. Doch es stimmt: Es gibt aus unserer Sicht ganz klare Empfehlungen, was Sie essen sollten, um Ihrer Gesundheit und der Schmerzfreiheit Ihres Kopfes Gutes zu tun. Das Schöne daran: Was Ihrem Kopf hilft, das tut auch Ihrer Gesundheit allgemein gut. Warum?

Alle Körpergewebe und Zellen müssen mit Nährstoffen versorgt werden. Was wir essen, bestimmt nämlich maßgeblich auch die Beschaffenheit unseres Gewebes. Nahrungsmittel, die die Spannung der Muskulatur und des faszialen Netzes erhöhen, weil sie das Gewebe übersäuern oder zusätzlich Entzündungen im Körper anfeuern, können den Schmerz noch verstärken. Hingegen können die richtigen Nährstoffe sehr viel dazu beitragen, dass sich die überspannten Muskeln wieder entspannen und die Faszien elastisch bleiben.

WAS ESSEN MIT KOPFSCHMERZEN ZU TUN HAT

Dass Genussmittel wie Zigaretten und Alkohol Kopfschmerzen begünstigen können, wissen Sie wahrscheinlich. Ihr Körper bemerkt auch sonst, wenn etwas Ihrer Gesundheit schadet. Er geht dann in die genetisch fest installierte »Kampf-oder-Flucht-Reaktion« und spannt sich an. Das vergrößert den Schmerz im Kopfbereich und Nacken, dessen Muskulatur ja ohnehin schon extrem verspannt ist. Was dem Körper dagegen guttut, das entspannt ihn und mindert, weil auch die Muskeln loslassen können, Kopfschmerzen.
Auf einer anderen Ebene trägt eine ungeeignete Ernährung zur Übersäuerung des Körpergewebes bei – und das mögen die Faszien gar nicht. Denn diese Säureüberschüsse vertreiben das Wasser aus den Faszien, weil diese ihre Wasserbindungsfähigkeit verlieren. Die Faszien trocknen aus und werden spröde, brüchig und unflexibel. Auch das verstärkt natürlich Ihre Kopfschmerzen, weil bestimmte Stränge immer weniger nachgeben können und dadurch der Druck auf die Bandscheiben der Halswirbelsäule immer größer wird.

Vorsicht vor Übersäuerung …

Neben den vielen industriellen Fertigprodukten mit ihren zahlreichen Farb-, Konservierungs- und sonstigen Zusatzstoffen sind vor allem Fleisch und Wurstwaren, Fisch, Eier sowie Milch und Milchprodukte kritisch, denn sie unterstützen die Spannungserhöhung im Gewebe.[60] Insbesondere ein hoher Fleischkonsum übersäuert den Körper massiv, vor allem, wenn noch dazu verhältnismäßig wenig antioxidatives basisches Gemüse konsumiert wird. Tierisches Eiweiß enthält mehr schwefelhaltige Aminosäuren als pflanzliches und diese begünstigen eine Übersäuerung in den Geweben unseres Körpers. Das Bindegewebe im Zwischenzellraum kann dann immer schlechter Wasser binden, was dazu führt, dass die Zellen schlechter mit Nährstoffen versorgt werden und die Entsorgung der Abfallstoffe nicht mehr richtig funktioniert. Zusätzlich wird infolge der vermehrten Aufnahme von tierischem Eiweiß überdurchschnittlich viel Kalzium, Kalium und Magnesium verbraucht und ausgeschieden. Dabei sind gerade diese Mineralstoffe wichtige basische Elektrolyte und haben großen Einfluss auf unsere Stoffwechselfunktion. Verschärfend kommt hinzu, dass die Säuren bei einem bestimmten Grad an Übersäuerung kristallisieren, um die Zwischenzellflüssigkeit möglichst basisch zu halten. Auch Milch und Milchprodukte wie Joghurt, Quark oder Käse verursachen eine »Übereiweißung« des Körpers und irritieren damit den Kalziumhaushalt. Der in

der Milch enthaltene Milchzucker (Laktose) führt darüber hinaus ebenfalls zu Entzündungen und oxidativem Stress im Organismus. Und: Petra hat den Zusammenhang von Milchkonsum und Kopfschmerzen bei ihren Patienten schon häufig feststellen können. Unser Tipp lautet daher: Finger weg von der Milch. Das gilt nicht nur für Menschen mit einer Laktoseintoleranz.
Wenn Sie Schmerzen haben – egal ob im Kopfbereich oder sonst wo –, sollten Sie daher möglichst wenig oder gar keine tierischen Eiweiße essen. Das wirkt entspannend auf den ganzen Körper und unterstützt die Wirkung der schmerzlösenden Übungen, die wir Ihnen im Praxisteil ab **Seite 66** vorstellen. Keine Sorge: Sie können Ihren Eiweißbedarf hervorragend über pflanzliche Kost decken. Vor allem Hülsenfrüchte sowie Sojaprodukte wie Tofu sind hier sehr zu empfehlen.
Bei den Kohlenhydraten sind es Zucker, zuallererst der weiße Industriezucker, und Weißmehlprodukte, die den Stoffwechsel massiv belasten. Sie lassen die Faszien unnachgiebig und spröde werden. Diese Erkenntnisse kommen aus der Faszienforschung. Und: Wo jedes dieser Nahrungsmittel für sich schon schlimm ist, wird der Körper um ein Vielfaches belastet, wenn man all das gleichzeitig in einer Mahlzeit isst – was heutzutage ja völlig normal ist.

SÄUREBILDENDE LEBENSMITTEL

Fleisch, Wurstwaren, Fisch, Eier, Milch und Milchprodukte, Zucker, Weißmehlprodukte, Süßigkeiten, Softdrinks und Alkohol

... und Plaques

Falsche Ernährung begünstigt zudem, dass sich Blutfette an den Innenwänden der Arterien ablagern können und sich sogenannte Plaques bilden. Mit der Zeit werden diese Plaques größer und lassen dadurch die Gefäße immer enger und unelastischer werden. Wenn die Plaques platzen und sich lösen, können Blutgerinnsel entstehen, die die ohnehin schon verengten Gefäße weiter verstopfen oder sogar ganz verschließen.
Was das mit Ihren Kopfschmerzen zu tun hat? Die Spannungserhöhung der Muskeln rund um die Halswirbelsäule wirkt auf die sogenannte Skalenuslücke. Hierbei handelt es sich um eine dreieckige Aussparung zwischen den Halsmuskeln oberhalb der Schlüsselbeine. Durch sie verläuft unter anderem eine wichtige Arterie (*Arteria subclavia*), die Teile von Kopf, Gehirn, Hals, Arm und Brust versorgt. Sind die umliegenden Muskeln verspannt, kann das die hier verlaufende Arterie im schlimmsten Fall verengen.
Und noch eine weitere Gefahr lauert hier. Denn in diesem Körperbereich gabeln sich weitere Blutgefäße, und gerade Gefäßgabelungen sind prädestiniert für »Verkalkungen«, weil vom Blut mitgetragene Teilchen wie

TOP TEN: DIE BESTEN LEBENSMITTEL FÜR EIN SCHMERZFREIERES LEBEN

1 Vollkorngetreide – gerne auch Pseudogetreide wie Quinoa, Buchweizen, Hirse, Amarant – enthalten gesunde vollwertige Kohlenhydrate sowie eine gute Portion Eiweiß.

2 Hülsenfrüchte wie Bohnen, Linsen, Erbsen, Kichererbsen, Sojabohnen sind die besten Eiweißlieferanten.

3 Obst, reif geerntet, vorzugsweise aus der Region und saisonal, versorgt Sie mit wertvollen Mikronährstoffen. Beeren in allen Variationen sind die Asse unter den Früchten.

4 Sämtliche Kohlsorten und auch Meerrettich und Radieschen gehören alle zu den Kreuzblütlern, die es Krankheiten sehr schwer machen, sich zu etablieren.

5 Über andere Gemüsearten – grünes Blattgemüse wie Spinat und Mangold, Kürbis, Tomaten, Süßkartoffeln, Zucchini, Zwiebeln und Pilze, um nur einige zu nennen – freut sich unter anderem Ihre Darmflora und Ihr Immunsystem lässt Sie nicht mehr im Stich.

6 Nüsse sind ein Muss, ob Mandeln, Walnüsse, Paranüsse, Macadamianüsse oder andere. Eine gemischte Handvoll davon ist ein traumhafter Sattmacher, der reichlich gesunde Eiweiße und Fette liefert.

7 Viele Samen enthalten einen hohen Anteil an Omega-3-Fettsäuren, die chronische Entzündungen abklingen lassen. Der Leinsamen steht hier an erster Stelle, aber Chia- und Hanfsamen versorgen Sie ebenfalls mit den wertvollen Fettsäuren.

8 Wildkräuter, egal ob Brennnessel, Löwenzahn oder Giersch, enthalten generell ein Vielfaches an gesunden Stoffen im Vergleich zu gezüchteten Kräutern.

9 Doch auch Küchenkräuter sind empfehlenswert – gerne alles, was im Garten wächst, so viel und so frisch wie möglich. Sie stärken nicht nur Ihr Immunsystem und Ihre Verdauung, sondern wirken der Übersäuerung der Muskulatur bestens entgegen.

10 Alle Gewürze – von Anis über Koriandersamen bis zu Zitronengras – stecken voller heilkräftiger Substanzen. Besonders wirksam gegen Entzündungen ist Kurkuma: täglich ein Teelöffel davon und zusätzlich eine Prise schwarzer Pfeffer, der die Heilwirkung des Inhaltsstoffs Curcumin um ein Vielfaches verstärkt. Davon profitiert Ihr Kopf genauso wie der gesamte Körper.

Plus: Trinken ist wichtig, egal ob Quellwasser, grüner Tee, Matchatee, sogar etwas Kaffee (Bioqualität, mit Wasserdampf entkoffeiniert). Nur genug muss es insgesamt sein: etwa zwei bis drei Liter pro Tag. Allerdings nicht auf einmal, sondern am besten über den Tag verteilt auf zehn Gläser oder Tassen à 200 Milliliter.

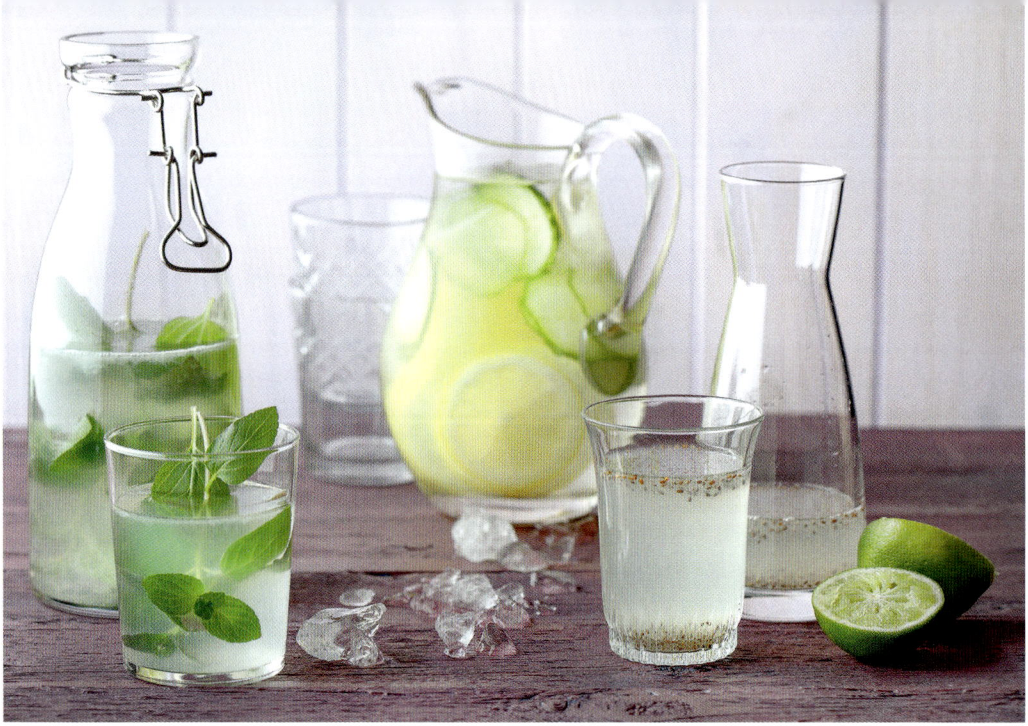

Trinken Sie zwei bis drei Liter täglich. Damit das auf Dauer nicht zu langweilig schmeckt, eine große Karaffe Wasser vorbereiten, in die Sie auch noch ein paar Scheiben Zitrone, Limette oder Gurke oder auch frische Kräuter geben.

etwa Blutfette hier besonders gerne »hängenbleiben« und sich als Plaques an den Gefäßwänden ablagern. Eine durch verspannte Muskeln »zugeschwollene« Skalenuslücke beengt die Gefäße zusätzlich und begünstigt diese Ablagerungen noch. Das ist gefährlich: Wenn sich Plaques lösen, kann das einen Hirnschlag auslösen.

WENIGER IST MEHR

Aber wie genau muss eine Ernährung aussehen, die Ihre Kopfschmerzen lindert und die Regeneration unterstützt?

Es ist eigentlich ganz einfach: Ihre tägliche Nahrung sollte einen möglichst hohen Anteil an möglichst wenig verarbeiteten Pflanzen und einen möglichst minimalen Anteil an tierischen Produkten enthalten. Sie sollte dabei abwechslungsreich und vollwertig sein, den Körper nicht übersäuern und den chronischen Entzündungen, die vielleicht den Organismus belasten, Einhalt gebieten. Auch deswegen ist ein möglichst hoher pflanzlicher Anteil beim Essen so wichtig – so, wie wir es auch auf **Seite 49** empfehlen. Dort finden Sie eine Liste der Top-Ten-Lebensmittel für ein schmerzfreies Leben.

SCHRITT FÜR SCHRITT ZU MEHR GESUNDHEIT

Wenn Sie noch zu den Fleischverfechtern gehören, dann machen Sie einfach um Ihrer selbst willen kleine Schritte in diese hier von uns vorgeschlagene Richtung. Reduzieren Sie tierische Nahrung, soweit Sie dies können. Allerdings sollten schon bei gesunden Menschen nicht mehr als maximal fünf Prozent des täglichen Eiweißbedarfs aus tierischen Quellen stammen. Aber egal, auf welchem Level Sie aktuell sind: Jede Minderung wird dazu beitragen, dass Sie sich besser fühlen. Jeder Schritt in diese Richtung bringt Sie näher in Richtung Schmerzfreiheit und macht Schluss mit dem lästigen Brettnacken.

Reduzieren Sie außerdem Alkohol, Softgetränke, Zigaretten und Schlimmeres – dann sind Sie auf dem richtigen Weg. Je mehr Sie von all dem weglassen, desto mehr trägt Ihre Ernährung zu Ihrer Schmerzfreiheit und Gesundheit bei.

SCHON GEWUSST?

Fehlt es Ihrem Körper an Magnesium, kann dies zu Verspannungen der Muskulatur führen. Ein Erwachsener sollte 300–400 Milligramm Magnesium pro Tag zu sich nehmen. Das entspricht einer Menge, wie sie beispielsweise in 200 Gramm Vollkornbrot enthalten ist.

Doch Achtung, auch zu viel Magnesium schadet dem Körper, weil es beispielsweise zu Durchfall führt. Sie sehen: Auf die Dosis kommt es an. Die richtige Dosierung an Vitalstoffen finden Sie in unseren speziell entwickelten Nahrungsergänzungsmitteln.

Probieren Sie es einfach aus!

Bringen Sie die Lebensmittel aus der Liste der »Top Ten« in Ihrem täglichen Speiseplan unter. Hochwertige Pflanzenkost enthält alles, um den Bedarf an Nähr- und Vitalstoffen zu decken. Auch das oft angeführte Eiweiß ist in hochwertiger Form ausreichend enthalten, selbst für Kraftsportler und andere leistungsstarke Athleten. Nur Vitamin B_{12}, das in früheren Zeiten über Erdreste an den Pflanzen aufgenommen wurde, sollte heute hochwertig ergänzt werden.

Wir sollten uns diese »neue« Art der Ernährung unbedingt »leisten«, möglichst auch aus kontrolliert biologischem Anbau, denn die Fakten sprechen eindeutig für sich. Sie zeigen, dass pflanzenbasierte Kost Schmerzen und Krankheiten vertreibt, die Gesundheit fördert und das Leben verlängert.[61]

Sie brauchen kein 100-prozentiger Veganer zu werden. Wir selbst sind seit fast 30 Jahren zu 95 Prozent Veganer und haben nur zwischendurch mal etwa vier Jahre lang Fisch gegessen, weil wir zu dieser Zeit direkt am Meer wohnten und morgens auf dem Markt frisch gefangenen Fisch bekamen. Als wir merkten, dass wir uns ohne besser gefühlt haben, ließen wir das Fischessen aber wieder bleiben. Und wenn Sie fragen, was die fünf Prozent Ausnahmen sind: ab und zu mal ein Stück Käse, diesen aber seit einiger Zeit immer weniger, weil die veganen Alternativen immer besser werden.

UNSER TIPP: INTERVALLFASTEN

Intervallfasten bedeutet, dass Sie Ihre Mahlzeiten innerhalb weniger Stunden zu sich nehmen und die restliche Zeit auf Nahrung verzichten. Damit imitieren Sie die Lebensbedingungen, die unsere Vorfahren im Lauf der Evolution geprägt haben, und setzen genau die Reize, die Ihr Körper für ein langes und gesundes Leben benötigt.

Das Prinzip des Intervallfastens ist einfach: Sie essen jeden Tag nur in einem Zeitfenster von acht Stunden. In dieser Zeit sind zwei bis drei ganz normale, am besten vegane Mahlzeiten erlaubt. Die darauffolgenden 16 Stunden verzichten Sie dann aufs Essen. Wichtig ist auch, dass Sie auf Snacks zwischendurch verzichten. Sonst kann der Körper nie zur Ruhe kommen. Denken Sie nur an Ihre Bauchspeicheldrüse, die ständig Insulin produzieren muss. Dem Diabetes werden damit alle Türen geöffnet. Die idealen Essenszeiten liegen zwischen 12 Uhr mittags und 20 Uhr abends. Diese Zeitspanne hat sich auch im Alltag gut bewährt, weil sie vielen Menschen am leichtesten fällt. Kein Wunder, schließlich liegt dadurch ein großer Teil der Fastenphase in der Nacht, in der wir sowieso nicht essen, sondern schlafen. Wenn Sie also beispielsweise abends um 19 Uhr die letzte Mahlzeit zu sich nehmen und anschließend bis zum nächsten Vormittag um 11 Uhr aufs Essen verzichten, haben Sie es schon geschafft.

Was das bringt? In den essensfreien Stunden kümmern sich Enzyme darum, Altlasten im Organismus zu entsorgen oder zu recyceln, indem sie aus altem Mikroabfall, beschädigten Zellbestandteilen und verbrauchten Eiweißmolekülen neues Baumaterial herstellen. Dies gelingt nur während der »künstlichen« Hungerperiode.

Die Wirkung des Intervallfastens ist beinahe unglaublich: Entzündungen werden gestoppt, weil die dafür verantwortlichen Stoffwechselentgleisungen beseitigt oder Strukturen repariert werden. Schmerzen lassen nach.[62] Das geschieht umso schneller, je gesünder Sie sich in der Nicht-Fasten-Phase ernähren. All das konnte Petra in ihren 35 Jahren Praxistätigkeit bei Patienten immer wieder erleben. Gesunde hochwertige pflanzliche Lebensmittel können den Heilungsprozess sehr effektiv unterstützen. Somit steht Ihren körpereigenen Regenerationskräften nichts mehr entgegen. Ihre Muskeln und Faszien erhalten alle nötigen Stoffe, um entspannt und geschmeidig zu bleiben, und Ihr Nacken und Kopfbereich können regenerieren.

DESHALB EMPFEHLEN WIR HOCHWERTIGE NAHRUNGSERGÄNZUNGSMITTEL

Aus Erfahrung wissen wir, dass sich viele Menschen heutzutage nicht optimal ernähren. Nahrungsergänzungmittel können hier ausgleichen.

Aus Erfahrung wissen wir, dass sich viele Menschen heutzutage nicht optimal ernähren. Die »gutbürgerliche Küche« (häufig Fleisch, Fisch, Wurst, Eier, Milch, Käse, Quark, zu viel Industrienahrung, zu viel Zucker und zuckerhaltige Softdrinks, Süßigkeiten und so weiter) trägt zur Übersäuerung, Spannungserhöhung der Muskeln, Verdrängung des Wassers aus den Faszien und damit zur Versteifung der Faszien bei. Hinzu kommen der allgegenwärtige Stress und negative Umwelteinflüsse wie Elektrosmog (der vor allem am Schlafplatz vermieden werden sollte!), die die Anspannung weiter erhöhen.
Um all dies ausgleichen zu können, benötigt unser Körper viel mehr gesunde Mikronährstoffe als sonst.

DIE NATUR UNTERSTÜTZEN

Je geringer der Anteil an tierischen Produkten, Zucker und anderen belastenden Stoffen in der Ernährung ist, desto weniger muss Ihr Körper ausgleichen. Auch Lebensmittel aus kontrolliert biologischem Anbau tragen zum Ausgleich bei. Wenn Sie diesen Prozess darüber hinaus noch effektiv unterstützen wollen, sind Nahrungsergänzungsmittel die beste Möglichkeit.

- Gerade wenn Ihre Ernährung bislang eher aus biologisch ungeeigneten Lebensmitteln (wie zum Beispiel Fertigprodukten) bestand, ist die zusätzliche Einnahme hochwertiger Nahrungsergänzung wichtig. Dasselbe gilt, wenn Sie rauchen oder Alkohol trinken. Ich selbst (Petra) unterstütze meine Nährstoffversorgung neben einer gesunden Ernährung mit eigens entwickelten Nahrungsergänzungsmitteln.

Für die optimale Nährstoffkombination nutze ich die Synergien von drei sich ergänzenden Rezepturen, die ich im Laufe der letzten 25 Jahre immer weiter optimiert habe:
Die erste Rezeptur trägt dazu bei, Übersäuerungen auszugleichen. Die zweite sorgt dafür, dass sich die Speicher wieder mit Nährstoffen füllen, die bei den meisten meiner Patienten laut Blutuntersuchungen ungenügend sind. Die dritte Rezeptur schließlich ergänzt speziell die Nährstoffe, die der Körper benötigt, um das Bindegewebe der Gelenke, der Wirbelsäule sowie der Muskeln und Faszien zu regenerieren.

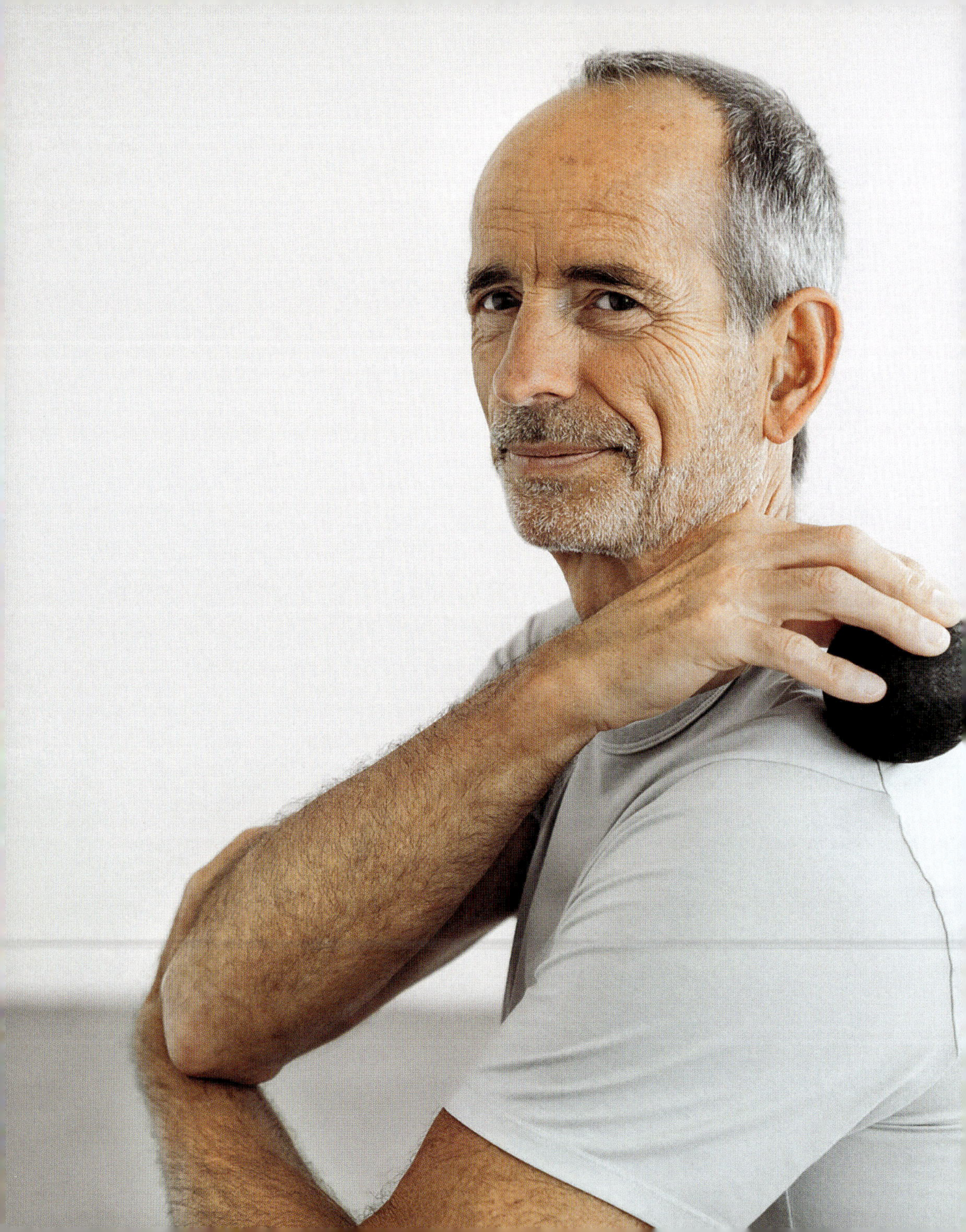

SO BEHANDELN SIE IHRE KOPF-SCHMERZEN SELBST

Für Sie heißt es jetzt: einfach ausprobieren! Sie können nichts verlieren, aber unendlich viel gewinnen – die Erfahrung, sich selbst helfen zu können und die Kopfschmerzen endlich los zu sein. Ihr Leben wird freier und selbstbestimmter. Ihr Kopf macht Ihnen keine Sorgen mehr.

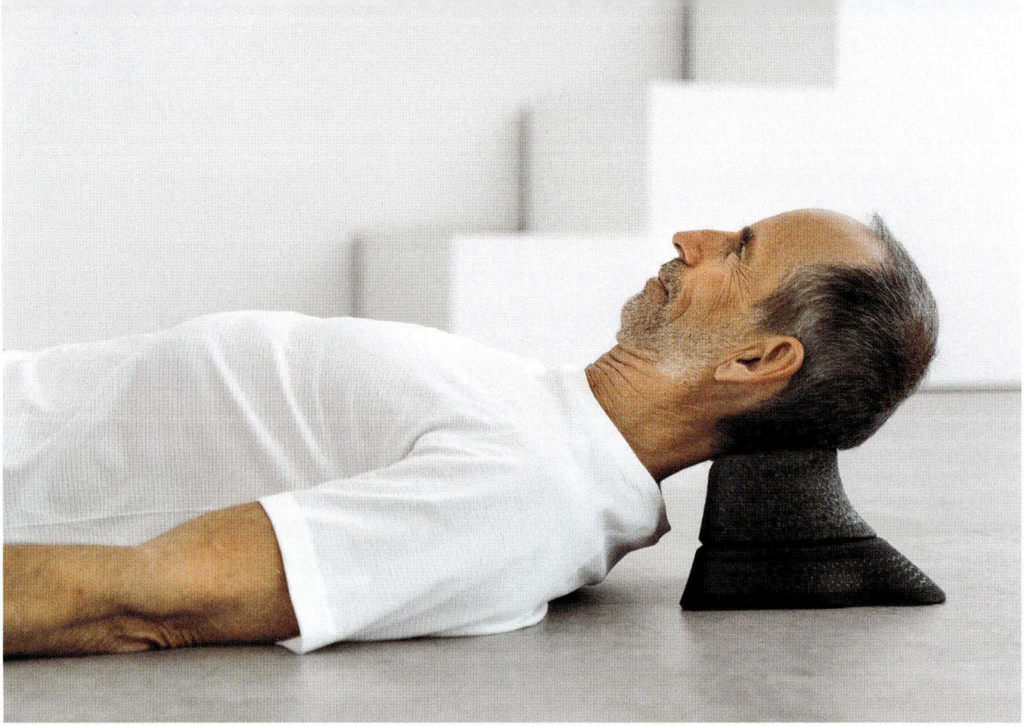

TIPPS FÜR DIE ÜBUNGSPRAXIS

Nachdem wir Ihnen im Theorieteil unsere Einschätzung zum Thema Kopfschmerzen vermittelt haben, möchten wir Sie nun praktisch darin anleiten, Ihre Probleme in diesem Bereich selbst zu beseitigen. Vorab etwas Generelles zur Vorgehensweise: Sie können bei Kopfschmerzen direkt mit den Dehn- und Kräftigungsübungen, der Faszien-Rollmassage oder auch der Light-Osteopressur beginnen. Letztlich werden Sie sich auf Dauer nur dann von Ihren Kopfschmerzen befreien können, wenn Sie eine der Selbsthilfetechniken – noch besser zwei, am besten natürlich alle drei in Kombination – auf Dauer durchführen. Suchen Sie sich dafür zunächst diejenigen Übungen aus, die Ihnen am meisten zusagen. Zweifeln Sie stark daran, sich selbst helfen zu können, weil Sie schon seit langer Zeit unter

sogenannten chronischen Kopfschmerzen leiden, Migräne oder andere Krankheitsbilder bei Ihnen diagnostiziert wurden? Dann empfehlen wir Ihnen, zunächst einen der von uns zertifizierten Ärzte, Heilpraktiker oder Therapeuten aufzusuchen. Dort wird man bei Ihnen die Osteopressur anwenden, die Profivariante der in diesem Buch gelehrten Light-Osteopressur.
Meist schon nach einer Behandlung haben sie Sicherheit darüber, ob die Methode bei Ihnen hilft. Dann können Sie entscheiden, ob Sie noch weiter betreut und langsam in Ihre Eigentherapie eingeführt werden wollen oder ob Sie gleich versuchen, die Übungen und Techniken eigenständig anzuwenden.

HELFEN SIE SICH SELBST

Die Übungen, die wir Ihnen in diesem Buch zeigen, sind eine wirksame und grundlegende Eigentherapie. Denn sie sind der direkte Ausgleich für die im modernen Alltag viel zu wenig genutzten Gelenkwinkel im Bereich des Kopfes und der Halswirbelsäule, die höchstwahrscheinlich Ihre Kopfschmerzen sowie die Schädigungen in diesem Bereich, die vielleicht schon vorliegen, verursacht haben. Die Übungen können aber auch bei Schädigungen der Muskeln und Faszien wirken, die durch Unfälle hervorgerufen worden sind. Wählen Sie aus den hier dargestellten Übungen einfach die Varianten aus, mit denen Sie am besten klarkommen. Zum leichteren und effizienteren Üben empfehlen wir Ihnen einige der von uns speziell entwickelten Hilfsmittel für die Light-Osteopressur, die Dehnübungen und die Faszien-Rollmassage. Alternativ können Sie aber auch Alltagsgegenstände aus dem Haushalt benutzen. Auf **Seite 64 f.** beschreiben wir Ihnen das ganz genau.

DAS MACHT DAS ÜBEN SICHER

Die von uns entwickelten Selbsthilfetechniken entfalten meist eine sehr große Wirksamkeit. Doch für bestmögliche Ergebnisse ist eine hohe Intensität bei der Durchführung notwendig und daher ist es wichtig, den Fokus auf maximale Sicherheit zu legen.
Bei allen drei Selbsthilfetechniken ist die Voraussetzung dafür, dass der Körper als ideales Messinstrument in jedem Moment der Selbsttherapie befragt und beachtet wird. Dabei gibt es – neben der Genauigkeit bei der Übungsausführung – zwei entscheidende Faktoren, die genau beobachtet und eingehalten werden müssen.

Die Intensitätsskala

Der erste Faktor ist der Schmerz, der beim Üben ausgelöst wird. Egal ob bei den Dehn- und Kräftigungsübungen, beim Faszienrollen oder beim Drücken: Er darf eine bestimmte Intensität nicht übersteigen, soll aber gleichzeitig möglichst dicht an diese Grenze herankommen (mehr dazu gleich).

Warum ist das so wichtig? Weil die richtige Intensität bei der Durchführung der Light-Osteopressur, der Engpassdehnungen und der Faszien-Rollmassage für die höchstmögliche Wirksamkeit beim Üben oder beim Sichselbst-Drücken sorgt.

Wenn Sie üben und immer fester drücken und rollen oder bei den Übungen immer mehr in die Dehnung hineingehen, werden Sie folgende Empfindungen erleben:

- Zu Beginn merken Sie nur sehr wenig Druck oder Spannung. Beide werden jedoch immer deutlicher, wenn Sie die Intensität steigern.
- Irgendwann schlagen beide – Druck oder Spannung – in ein leicht schmerzhaftes Empfinden um.
- Dieses Empfinden steigert sich noch weiter, bis Sie einen deutlich wahrnehmbaren Schmerz verspüren, den man aber gerne aushält, weil man weiß, dass er letzendlich einem positiven Zweck dient: der Freiheit von quälenden, negativ besetzten Kopfschmerzen.
- Danach können Sie den Druck bzw. die Spannung noch einmal ein kleines bisschen mehr steigern, wobei der damit einhergehende Schmerz immer noch positiv zu ertragen sein soll. Das heißt, man kann ihn »loslassen« und entspannt atmen, obwohl es sehr deutlich schmerzt. In diesem Intensitätsbereich reagiert der Körper viel deutlicher in Form der von uns beabsichtigten Anpassung.
- Steigern Sie jetzt noch mehr, kippt das Loslassenkönnen. Sie fangen stattdessen an, »gegenzuspannen« – mental über ein »Ich muss das jetzt ertragen«, körperlich, indem Sie unwillkürlich Ihre Hände zu Fäusten ballen, die Zähne zusammenbeißen oder Ähnliches. Gehen Sie auch darüber hinaus, lässt sich der Schmerz immer weniger aushalten und irgendwann müssen Sie vor Qual abbrechen. All diese Effekte nach dem beginnenden Gegenspannen sind kontraproduktiv, denn sie kreieren immer größere neue Anspannungsprogramme im Gehirn. Dabei soll die Therapie doch genau diese unbedingt mindern oder bestenfalls sogar löschen. Aus diesen Überlegungen resultiert die Anforderung, bei den Übungen und der Light-Osteopressur den erzeugten Schmerz immer möglichst dicht unter dieser Grenze zu halten.

SPEZIALFALL FASZIEN-ROLLMASSAGE

Die Faszien-Rollmassage nimmt eine Sonderstellung ein. Denn der dabei ausgelöste Schmerz muss zwar ebenfalls unter der eben beschriebenen Grenze bleiben, allerdings kommt man manchmal gar nicht dicht an diese heran, einfach weil die Empfindlichkeit der Gewebe nicht so hoch ist. Aber das ist auch gar nicht immer nötig, denn die Rollwirkung beginnt sich auch schon bei geringerer Intensität zu entfalten.

Bewusst und langsam üben

Die zweite Sicherheitsgarantie ist das möglichst bewusste und langsame Üben, das bewusste und langsame Rollen und das bewusste und langsame Drücken. Der Körper kann nämlich nur bei Bewegungen und Belastungen überbeansprucht werden, die so schnell sind, dass sein Alarmsystem – die warnenden Schmerzen – sie nicht mehr rechtzeitig stoppen kann.

Knochenbrüche, Sehneneinrisse, Kapsel- und Bandscheibenverletzungen, Muskelfaserrisse und so weiter können ohne äußere Einflüsse immer nur in schnellen Bewegungen, bei einem Sturz, im Abrutschen oder mit Schwung passieren. Bei langsam und bewusst ausgeführten Bewegungen, die genau nach unseren Anleitungen ausgeführt werden, sind Schädigungen so gut wie unmöglich. Sie müssen daher keinesfalls befürchten, dass sich Ihre Beschwerden durch das Üben dauerhaft verschlechtern.

SICH SELBST SICHER UND EFFIZIENT BEHANDELN

Führen Sie alle Techniken und Übungen bitte genau so aus, wie sie beschrieben sind. Üben Sie langsam und bewusst und nur, wenn Sie sich wach und geistig klar fühlen. Achten Sie darauf, nicht in die zu hohe Intensität zu geraten. Neben dem ausgelösten Dehnungs- oder Druckschmerz kann auch ein Unwohlsein körperlicher oder geistiger Art aufkommen (Schwindel, Übelkeit). Versuchen Sie, die Intensität immer knapp unter der Grenze »einzustellen«, ab der Sie beginnen müssten, zunehmend gegenzuspannen.

Übungen am Boden

Vielleicht fällt es Ihnen anfangs schwer, sich zum Üben auf den Boden zu begeben. Versuchen Sie es bitte trotzdem. Nur wenn Sie es gar nicht können, führen Sie die Übung stattdessen auf dem Bett durch.

Das Wichtigste dabei: Versuchen Sie es immer wieder und lassen Sie sich nicht helfen. Nutzen Sie einen Stuhl oder Ähnliches, um sich abzustützen, oder probieren Sie eine andere Körperposition aus. Sie werden überrascht sein, wie schnell Ihr Körper es Ihnen zunehmend möglich macht – Training im besten Sinne.

SO GESTALTEN SIE IHR ÜBUNGSPROGRAMM

Wie Sie schon wissen, bieten wir Ihnen zur Selbstbehandlung drei Techniken an: die Light-Osteopressur, unsere Dehn- ud Kräftigungsübungen und die Faszien-Rollmassage. Wir beschreiben Ihnen alle drei Techniken hier noch einmal zusammenfassend, damit Sie ein Gefühl dafür bekommen, wie Sie am besten anfangen können.

Die drei Techniken der Selbstbehandlung

- Mit der Technik der Light-Osteopressur (siehe ab **Seite 66**) können Sie sich als Akutmaßnahme bei Schmerzen meist sehr schnell helfen. Der Lernaufwand ist aber höher als bei den anderen Techniken, da das Drücken umso mehr hilft, je besser Sie die Punkte treffen. Aber es lohnt sich, auch wenn es anfangs vielleicht nicht gleich perfekt klappt. Denn wenn Sie die Punkte immer genauer treffen, haben Sie innerhalb von wenigen Minuten eine wirklich sehr wirksame Selbsthilfe gegen Ihre Kopfschmerzen zur Hand. Gleichzeitig kommen Sie immer besser in Ihre Übungen hinein, weil Sie entspannter sind und bei wiederholter Anwendung zudem stetig beweglicher werden.
- Die Dehn- und Kräftigungsübungen ab **Seite 78** können Ihnen leichter oder schwerer fallen. Das hängt von Ihrem Zustand ab und davon, wie gewohnt Sie es sind, Ihren Körper auf diese Weise anzusteuern. Letztendlich aber sind gerade diese Übungen das Wichtigste auf Ihrem Weg zur lebenslangen Schmerzfreiheit. Wir empfehlen Ihnen daher, sie von Anfang an konsequent zu üben. Bitte stellen Sie dabei keine zu hohen Anforderungen an sich. Es ist viel besser, eine Übung zumindest in ihrem Ansatz zu versuchen, auch wenn Sie sie zu Beginn vielleicht kaum ausführen können, weil Sie gar nicht in die verlangte Körperposition kommen, als sie überhaupt nicht auszuführen.
  Bitte sagen Sie niemals: »Das kann ich nicht.« Die einzige zulässige Aussage ist: »Heute kann ich das NOCH nicht, aber morgen kann ich es besser – wenn auch vielleicht nur ein bisschen.« Ihr Körper reagiert auf jeden Fall! Das garantieren wir Ihnen, denn es ist erwiesen, dass er sich bis ins allerhöchste Alter anpassen kann. Übrigens: Durch das regelmäßige Dehnen verbessert sich nicht nur Ihr körperlicher Zustand. Im Gehirn passiert ebenfalls eine Menge: Sie programmieren damit neue, hochwertige Bewegungsprogramme – und das verbessert unserer Erfahrung nach auch die allgemeine Hirnleistung.[63] Dadurch wird Ihr gesamtes Bewegungssystem mit der Zeit immer besser funktionieren.[64]
- Die Faszien-Rollmassage ist wahrscheinlich die Selbsthilfetechnik, die die meisten Menschen am leichtesten erlernen. Auch Sie werden bei der Anwendung schnell merken, dass Sie sich in den gerollten Bereichen immer wohler fühlen. Alles wird leichter, die Haut wird schöner, Ihre Beweglichkeit steigt.
  Wenn Sie die Rollmassage regelmäßig anwenden, werden Sie feststellen, dass die Empfindlichkeit gestresster Muskeln zunehmend nachlässt und Sie auch die Übungen immer besser absolvieren können. Die Schmerzlinderung, die Sie bei der Light-Osteopressur »auf den Punkt« in kürzester Zeit

bewirken, erreichen Sie mit der Faszien-Rollmassage zwar mit deutlich mehr Zeiteinsatz. Dafür haben Sie bei Letzterer noch den zusätzlichen Effekt der Stoffwechselverbesserung. Los geht's ab **Seite 107**.

- Wenn es Ihnen zeitlich möglich ist, empfehlen wir Ihnen, alle drei Techniken zu nutzen. Dadurch entfalten Sie eine solche Positivspirale, dass sich die ersten Erfolge meist sehr kurzfristig, vielleicht sogar sofort einstellen. Im Grunde müssen Sie dafür nur sehr wenig zusätzliche Zeit investieren – und dann konsequent dranbleiben.
- Damit Ihnen beides – Zeitaufwand und Am-Ball-Bleiben – möglichst leichtfällt, machen wir Ihnen hier ein paar über viele Jahre erprobte und bewährte Vorschläge.

Ihr persönlicher Trainingsplan

Um sich Ihren individuellen Trainingsplan zu erstellen, gehen Sie bitte wie folgt vor:

- Nehmen Sie sich zunächst einige Tage Zeit, um sämtliche Light-Osteopressuren, Dehnübungen und Faszien-Rollmassagen in allen Varianten einmal ausgiebig auszuprobieren.
- Fühlen Sie beim Üben in sich hinein und notieren Sie jedes Mal, wie leicht es Ihnen fiel, wie hoch der dabei ausgelöste Druck-, Übungs- oder Rollschmerz war – und ob Sie das Gefühl hatten, dass Ihr Kopf genau das dringend braucht, weil die Beweglichkeit höher und der Schmerz geringer wurden und es sich hinterher irgendwie besser anfühlte.
- Stellen Sie sich zum Start ein Programm zusammen, das diejenigen Techniken und Übungen enthält, die Ihnen am leichtesten fallen und die zugleich gut wirken, die eine hohe Schmerzintensität auslösen und von denen Sie fühlen, dass das genau die richtigen für Ihren Kopf sind.
- Koppeln Sie die Dehnübungen an Ihre Morgenroutine (siehe **Seite 62 f.**) und machen Sie sie an sechs Tagen in der Woche. Das Drücken und die Faszien-Rollmassage koppeln Sie an Ihre Abendroutine (siehe **Seite 63**) und wechseln täglich, sodass Sie jeweils dreimal pro Woche drücken und dreimal rollen. Natürlich können Sie sich das Üben auch anders einteilen. Die Hauptsache ist, Sie bleiben am Ball und praktizieren es regelmäßig.
- Beginnen Sie lieber mit einem kleineren Programm, das Sie höchstwahrscheinlich eher »durchhalten«, als wenn Sie sich zu viel vornehmen. Erweitern Sie es erst, wenn sich Routine eingestellt hat, Sie also sehr regelmäßig üben.
- Reduzieren Sie das Programm, wenn Sie merken, dass es aktuell noch zu umfangreich ist, Sie zu viel Zeit oder auch zu viel Kraft kostet.
- Wechseln Sie immer mal wieder Übungen oder Techniken und vergleichen Sie die Ergebnisse miteinander.
- Je beweglicher Sie werden, desto mehr können Sie auch körperlich anspruchsvollere Varianten probieren. Hören Sie in sich hinein,

PROBIEREN SIE ES AUS!

Seit Jahrzehnten diskutieren wir mit Patienten, die sich mit dem Üben schwertun, warum sie ihre Übungen nicht machen, wir motivieren sie, beschwören sie … Doch all das bringt nichts. Aber am Morgen die Übungen an eine bestehende Routine anzuhängen und am Abend das Rollen und Drücken mit einer starken Routine – und das ist für die meisten das Fernsehen – zu verknüpfen, das hat sich wirklich bewährt. Probieren Sie es einfach und setzen Sie Ihre ganze Willenskraft ein, bis es Ihnen nach zwei, drei Wochen immer leichter fällt und Sie es irgendwann sogar vermissen und regelrecht einen Drang zum Üben verspüren.

ob diese Übungen eine höhere oder geringere Wirkung haben, und entscheiden Sie entsprechend. Fordern Sie sich, ohne sich zu überfordern.

- Wenn Sie feststellen, dass Sie gerne mehr Übungen und Techniken absolvieren würden, aber nicht genug Zeit dafür haben, teilen Sie die Übungen einfach in zwei Gruppen und absolvieren die einen montags, mittwochs und freitags, die anderen dienstags, donnerstags und samstags. Der Sonntag dient dann der Regeneration. Das heißt: Sie haben übungsfrei.

ENTWICKELN SIE IHRE PERSÖNLICHE ROUTINE

Kennen Sie das Gefühl, sich morgens »eingerostet« zu fühlen und schon Spannungen oder Schmerzen zu spüren? Nehmen Sie das als Anlass, direkt Ihre Viertelstunde zu üben. Anschließend genießen Sie, dass Sie sich insgesamt viel freier, beweglicher und schmerzfreier fühlen, obwohl Sie nur im Bereich des Kopfes und Nackens tätig waren.
Vielleicht kennen Sie aber auch eher das Gefühl, nach einem langen Tag mit Arbeit und Anstrengung schwer, schlapp und leer zu sein? Das ist Ihr Anlass, sich zu rollen oder zu drücken – sich einfach Gutes zu tun. Ihr Abend wird viel leichter und angenehmer sein und Ihren Schlaf werden Sie genießen. Und wie gelingt das jeden Tag? Das Zauberwort heißt Routine. Dazu ein Tipp: Schaffen Sie keine neue Routine, sondern erweitern Sie eine, die Sie sowieso schon länger praktizieren – oft ohne sich dessen bewusst zu sein. Was meinen wir damit?

Morgens die Übungen

Fangen wir am Morgen an. Wir legen Ihnen ans Herz, das Wichtigste, nämlich die Dehn- und Kräftigungsübungen, möglichst rasch nach dem Aufstehen abzuhaken. Warum? Weil Sie vermutlich wie die meisten Menschen am Morgen einer biologisch vorgegebenen Routine folgen: Nach dem Aufstehen gehen Sie ins Bad. Hängen Sie also Ihre 10 bis 15 Minuten kurze Übungszeit an Ihren Toilettengang oder ans Zähneputzen. Egal, was Sie kurz nach dem Aufstehen tun, kombinieren Sie es mit einer Übungssession. Wenn Sie Ihre schon bestehenden Routinen auf diese Art nutzen, wird es schnell normal, die Übungen zuverlässig einzubauen. Früh am Morgen ist zudem die Wahrscheinlichkeit groß, dass nichts geschieht, was Sie vom Üben abhält. Wir empfehlen daher auch, das Smartphone morgens erst einmal ausgeschaltet zu lassen, bis die Übungen absolviert sind. Erhalten Sie sich die morgendliche Ruhe möglichst lang, damit Ihr Tag unbelastet und ungestört beginnen kann.

Abends die Massagen

Da die Zeit am Morgen erfahrungsgemäß bei den meisten Menschen sehr begrenzt ist, schlagen wir vor, die Faszien Rollmassage und auch die Light-Osteopressur vielleicht abwechselnd am Abend zu absolvieren. Was machen die meisten am Abend nach dem Abendessen? Richtig, sie schauen fern oder streamen einen Film. Natürlich wäre es am besten, sich bei der Light-Osteopressur und ebenso bei der Faszien-Rollmassage auf ebendiese zu konzentrieren. Wenn Sie das möchten, dann ersetzen Sie das Fernsehen einfach durch eine oder sogar beide Techniken. Aber viel, viel besser, als den Abend völlig passiv im Fernsehsessel oder auf der Couch zu verbringen, ist es in jedem Fall, sich während des Spielfilms oder der Nachrichten zu drücken oder zu rollen. Falls Sie noch keinen Teppich im Wohnzimmer haben, empfehlen wir Ihnen, sich einen zuzulegen. Denn auch ohne zu rollen oder zu drücken, ist das Sitzen auf dem Boden ungleich gesünder. Warum? Weil es Ihnen alle paar Minuten unbequem wird und Sie die Position wechseln, also andere Gelenkwinkel üben. Auf diese Weise können Sie völlig ohne Zeitstress, ohne zusätzliche Zeit zu investieren, ganz in Ruhe drücken und rollen.

Einmal pro Woche Pause

Machen Sie einen Tag Pause im Übungsprogramm, damit der Körper »aufholen« kann, was er bei dem durch die Selbsthilfetechniken ausgelösten Umbau, der Renovierung oder der Regeneration der Körpergewebe eventuell noch nicht geschafft hat. Auch wenn Sie merken, dass Sie zu viel getan haben, weil Sie eine Abneigung entwickeln und spüren, dass es Ihnen immer schwerer fällt und Sie sich mehr und mehr zwingen müssen, die Übungen zu machen, dann hören Sie auf Ihren Körper. Oft sind das Anzeichen dafür, dass er mehr Zeit haben möchte, sich an all die Reize, die Sie gesetzt haben, anzupassen. Sie müssen dann nicht unbedingt aussetzen, aber fahren Sie Ihr Programm herunter, bis Sie spüren, dass die Dosis wieder passt. Unterschätzen Sie nicht, wie viele positive Aufräum- und Umstellungsarbeiten unsere Techniken auslösen können – nicht nur in den Muskeln und Faszien, sondern auch im gesamten Nervensystem.

WARUM WIR SPEZIELLE HILFSMITTEL EMPFEHLEN

Damit Sie Ihre Schmerzfreiheit selbst »in die Hand nehmen« und sich dabei zielsicher und effizient, aber gleichzeitig so leicht und mühelos wie möglich selbst behandeln können, haben wir einige Hilfsmittel entwickelt.

Unsere Hilfsmittel sind das Ergebnis 35-jähriger Forschung und Erfahrung. Sie sind optimal auf unsere spezielle Vorgehensweise abgestimmt und ermöglichen es Ihnen, die drei zur Selbsttherapie gehörenden Techniken bestmöglich auszuführen und so die höchste Wirkung zu erreichen. Die Übungsschlaufe, die Knie-, Rücken-, Nacken-, Schulter- und Kieferretter unterstützen Sie bei den Dehn- und Kräftigungsübungen.

Das Wichtigste beim Training ist, in der exakten Position zu üben. Die Übungsschlaufe hilft dabei, indem sie Ihre Arme »verlängert« und das integrierte Krafttraining ermöglicht. Der Schulterretter ersetzt die Ecke. Rücken-, Nacken- und Kieferretter vereinfachen das Üben und intensivieren die Dehnung und der Knieretter ermöglicht es Ihnen, beidbeinig zu trainieren. Spezielle Faszienrollen und -kugeln (mehr dazu auf **Seite 111 ff.**) entspannen die muskulär-faszialen Gewebe und erleichtern so das Üben deutlich. Außerdem sorgen sie für einen intensiven »Anschubstoffwechsel«. Dieser ist gerade im Anfangsstadium der Therapie ein wichtiges Mittel, um die im umliegenden Gewebe angesammelten Stoffwechselabfälle abzutransportieren und die Zellversorgung mit Nährstoffen zu verbessern. Je länger Sie üben, desto mehr kann die Bewegung diese Aufgabe dann wieder übernehmen, um den Stoffwechsel auf einem optimalen Niveau zu halten. Mit den Drückern führen Sie die Light-Osteopressur aus und entspannen damit diejenigen Muskeln, deren zu hohe Spannung für die Kopfschmerzen verantwortlich sein kann. Da die Fingerkraft meist nicht ausreicht und bestimmte Stellen nicht erreichbar wären, haben wir ein spezielles Drücker-Set entwickelt. Es besteht aus einem runden Griffstück für die Hand (in den Anleitungen »Kugelgriff« genannt), einem Kegel, der an die Wand gelehnt oder auf den Boden gestellt werden kann (»Kegelhalter«), sowie verschiedenen Aufsätzen. Diese Aufsätze haben unterschiedliche Formen (Spitze, Rundspitze, Flachspitze) für alle Ecken und Winkel Ihres Körpers und jeweils drei verschiedene Festigkeiten (weich, mittel, hart). Mit diesen neun Varianten stehen Ihnen alle Hilfsmittel zur Verfügung, die Sie als Laie für die Light-Osteopressur benötigen.

ALTERNATIVEN AUS DEM ALLTAG

Natürlich können Sie sich auch mit Alternativen behelfen. Das Üben ist wahrscheinlich nicht ganz so einfach wie mit den Originalen, aber probieren Sie es einfach selbst aus.

- Statt der Schlaufe oder dem Schulterretter können Sie einen Gürtel oder ein (Hand-) Tuch nutzen.
- Als Ersatz für den Knie-, den Nacken- und den Rückenretter können Bücher, feste Polster oder Treppenstufen dienen.
- Statt der Maxi-Rolle können Sie eine festere flexible Pappe auf etwa 12 Zentimeter Durchmesser zusammenrollen, wenn nötig noch ausreichend weichen Stoff darüberziehen und alles mit breitem Klebeband fixieren. Viele gängige Faszienrollen eignen sich eher nicht für die Schmerztherapie, etwa weil die umlaufende Vertiefung fehlt.
- Als »Kieferretter« schneiden Sie einen Weinkorken in die entsprechende Länge.
- Eine mit Wasser gefüllte runde 1,5-Liter-Plastikflasche ersetzt die Medi-Rolle.
- Statt der Mini-Rolle tut es eine abgesägte Holzstange oder schmale längliche Spraydose, die mit einem Tuch umwickelt ist, das die Härte ausreichend abpolstert. Herkömmliche Faszienrollen sollten Sie nur verwenden, wenn sie nicht zu hart sind.
- Alternativ zur Medi- und Mini-Kugel eignen sich entsprechend große Bälle aus dem Kinderzimmer oder dem Sportbedarf. Wichtig: eine etwas nachgiebige Oberfläche.
- Als Drücker eignen sich weichere Gummiteile aus Küche oder Kinderzimmer oder Hundespielzeug. Auch gut: große Weinkorken, entsprechend in Form geschnitten.

Hier sehen Sie von links nach rechts: Drücker-Set, Rückenretter, Übungsschlaufe, Knieretter, Faszien-Rollmassage-Set, Nackenretter, Kieferretter und Schulterretter.

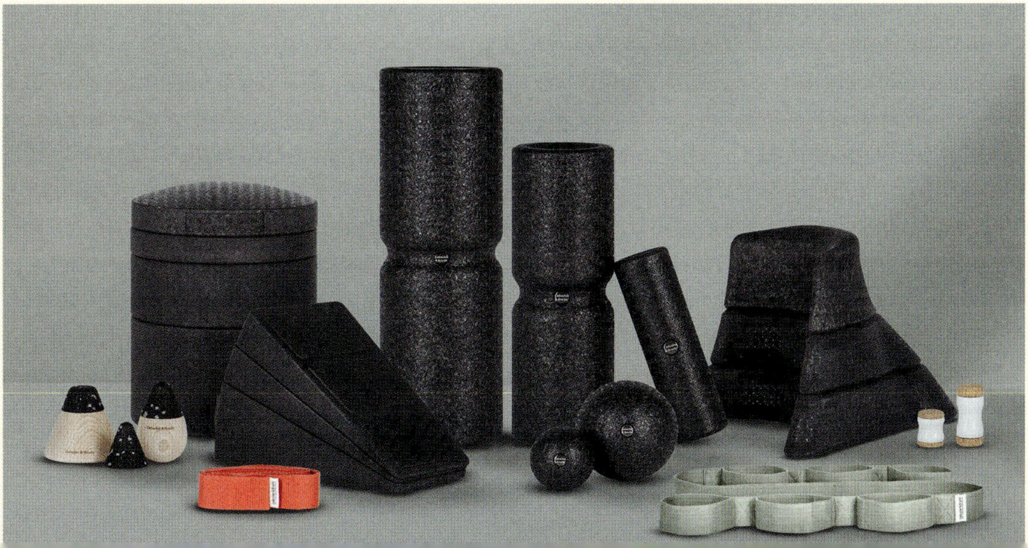

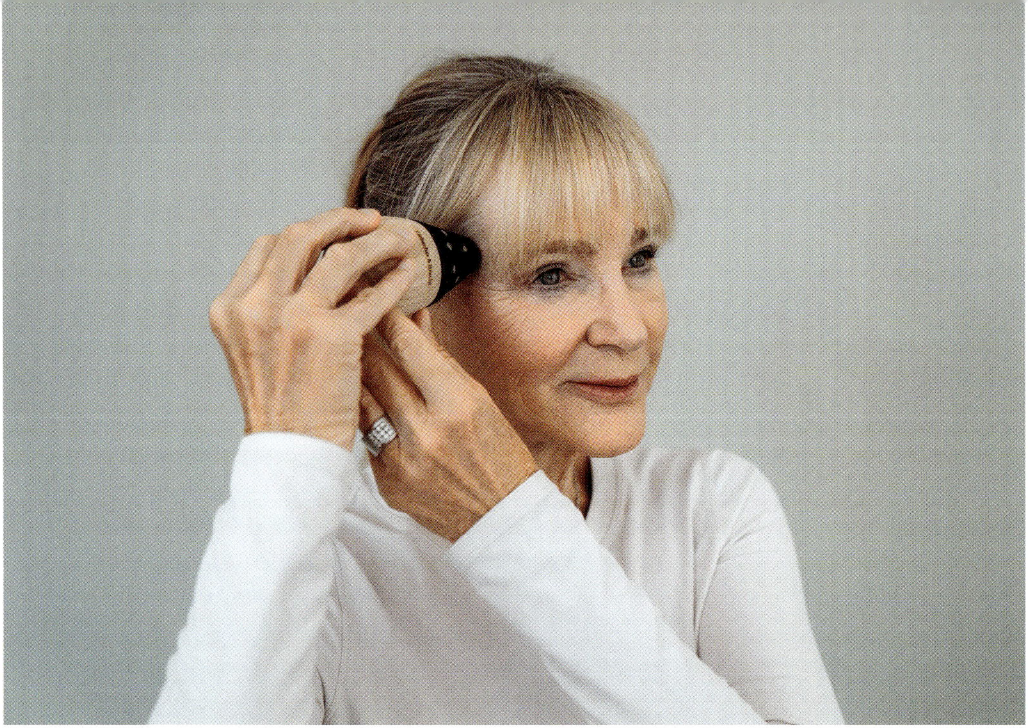

LIGHT-OSTEOPRESSUR

Die Light-Osteopressur ist eine Akutmaßnahme gegen Schmerzen und die Selbsthilfevariante der Osteopressur (siehe **Seite 43 f.**). Sie drücken dazu auf genau vorgegebene Punkte am Körper und können dadurch – wenn Sie exakt genug treffen – Kopfschmerzen und Verspannungen innerhalb von Minuten deutlich reduzieren oder sogar ganz verschwinden lassen. Meist stellen Sie auch fest, dass Sie sich leichter fühlen und besser bewegen, spüren oder ansteuern können. Um ausreichend stark drücken zu können, ohne die Stellen zu überreizen, haben wir unser Drücker-Set entwickelt (siehe **Seite 64 f.**). So können Sie zum Drücken Ihre Armkraft statt der viel schwächeren Finger- oder Handkraft nutzen und an der Wand oder auf dem Boden die fast keine Muskelkraft kostende Schwerkraft einsetzen.

SCHNELLE HILFE BEI BESCHWERDEN

Mit der Light-Osteopressur »schalten« Sie bestimmte Rezeptoren, die sich in der Knochenhaut befinden. Diese senden daraufhin Informationen ans Gehirn, die dort einen »Reset« hervorrufen. Bei diesem Reset werden die Spannungseinstellungen, die das Gehirn in die Muskeln sendet, in die »Werkseinstellung« zurückgestellt. Diese Einstellung entspricht den Muskelspannungen, bei denen die Gelenke und die Halswirbelsäule ihre Funktion optimal erfüllen können und es zu keinerlei Verschleiß kommt, den der Körper nicht selbst wieder reparieren könnte. Bei diesen »physiologischen«, also biologisch normalen Muskelspannungen erzeugt der Körper auch keinen Schmerz, der vor irgendeiner Gefahr für die Knorpel, Bandscheiben und so weiter warnen müsste. In dieser Werkseinstellung »funktionieren« Ihre Halswirbelsäule und Ihr Kopf so, wie es genetisch und biologisch vorgesehen ist.
Das heißt: Der Alarmschmerz, der ja wegen einer Bedrohung Ihrer Halswirbelsäule geschaltet wurde, verschwindet, die Region fühlt sich gleich viel leichter an und Ihre Beweglichkeit wird besser.
Dieses Selbsthilferesultat beweist Ihnen, dass sich der Schmerz, der Sie vorher gequält hat, abschalten lässt wie Licht, wenn es nicht mehr gebraucht wird. Weil die Spannungen jetzt normal sind, braucht Ihr Körper die Schmerzen, die Sie warnen sollten, nicht mehr – und Sie können Ihren Kopf wieder unbeschwert und leicht bewegen.
Dieser Effekt hält unterschiedlich lange an: Es können Stunden oder auch Wochen oder gar Monate sein. Das hängt davon ab, wie stark die Überspannungen »im System hinterlegt« sind. Da die Übungen aber gleichzeitig dafür sorgen, dass die Überspannungen wegtrainiert werden, führt der Gesamteffekt, den die Light-Osteopressur, die Dehn- und Kräftigungsübungen und die Faszien-Rollmassage erzeugen, meist schnell von Beginn an zunehmend zur dauerhaften Schmerzfreiheit. Diese Zusammenhänge sind unsere Interpretation der seit mehr als 35 Jahren gemachten Erfahrung und sollen in Zukunft zunehmend durch Studien erhärtet werden.

Was sind die Gründe für diese hohe Wirksamkeit?

Die (Light-)Osteopressur wirkt in erster Linie deshalb so gut, weil sie die »Knochenrezeptoren«, die interstitiellen Rezeptoren, nutzt, die ihre Wirkung direkt im Gehirn entfalten, indem sie dort eine Art Reset auslösen, eine Wiederherstellung des Ausgangszustands. Das kennen Sie vermutlich so ähnlich von Computern oder elektronischen Geräten. Wenn diese nicht mehr funktionieren, kann man den Stecker ziehen, auf diese Weise einen Reset auslösen und dann funktioniert oft alles wieder so, wie es soll. Wir gehen davon aus, dass der Druck auf die interstitiellen Rezeptoren die Ansteuerungsprogramme für die Muskeln wieder normalisieren kann. Das heißt, dass die zu hohen Spannungen heruntergefahren werden und dass Muskeln, die der Körper aus Überlastungsgründen deaktiviert hat, wieder in ihre normale Funktion geschaltet werden. Diese »Umprogrammierung« und die dadurch normalisierten Spannungen der Muskeln führen dazu, dass das Gehirn den warnenden Alarmschmerz abschaltet oder drastisch reduziert, da die Bedrohung der Halswirbelsäule nicht mehr vorhanden ist. Um diesen Effekt auszulösen, reicht meist bereits eine einzige Behandlung aus. Ist der Schmerz danach verschwunden oder zumindest deutlich gemindert – meist auf keinen oder einen Restschmerz von 0 bis 30 Prozent der Beschwerden vor der Behandlung –, deutet viel darauf hin, dass die übermäßige muskulär-fasziale Spannung die Ursache der Schmerzen war und nicht eventuell vorhandene Schädigungen. Anschließend muss dieser Zustand nur noch dauerhaft »im Körper eingebaut« werden: Einige weitere Behandlungen löschen wiederholt die zu hohen Spannungen der Muskeln.

Schon zwei bis fünf Übungen sorgen in der Regel dafür, dass sich neue muskuläre Ansteuerungsprogramme im Gehirn bilden, durch die sich die Spannungen normalisieren. Mit diesen Übungen ist es häufig möglich, den Kopf dauerhaft schmerzfrei zu halten und die Muskeln, Faszien und Gelenke so zu ernähren, dass sie sich fortlaufend regenerieren können.

BITTE BEACHTEN SIE

Wir zeigen die Light-Osteopressur immer nur für eine Seite. Bei Kopfschmerzen sollten Sie aber für ein bestes Ergebnis immer beide Seiten behandeln.

Wenn die Übungen regelmäßig fortgesetzt werden, bleiben viele unserer Patienten dauerhaft schmerzfrei und der normale Verschleiß wird repariert. Mit dieser Vorgehensweise können Sie sich auf völlig natürliche Weise von Ihren Kopfschmerzen befreien – egal ob Sie nun akut unter Schmerzen leiden oder die Beschwerden bereits chronisch geworden sind.

SO WENDEN SIE DIE LIGHT-OSTEOPRESSUR AN

- Suchen Sie sorgfältig den Punkt, die Linie oder die Fläche, die Sie mit Druck versehen möchten. Sie erkennen den Bereich daran, dass er schmerzt, wenn Sie darauf drücken. Je größer die Spannungen, desto empfindlicher sind diese Stellen. Das kann so weit gehen, dass schon die Haut darüber so empfindlich ist, dass Sie nur sehr wenig Druck aushalten und auf der Intensitätsskala gleich bei der höchsten Stufe sind (siehe **Seite 57 f.**). Sie müssen also bei solchen sehr hohen Empfindlichkeiten ganz langsam und vorsichtig vorgehen. Es ist nicht so, dass ein bestimmter Druck nötig ist, um den therapeutischen Effekt zu erreichen. Ausschlaggebend ist nur, dass Sie einen Behandlungsschmerz erzeugen, der möglichst nah an die Grenze herankommt, aber diese nicht überschreitet.

- Keine Sorge: Der Behandlungsschmerz tut weh, aber seine Qualität ist eher trocken, klar, objektiv und funktionell. Er ist nicht heiß, quälend, stechend, zuckend, pulsierend, pochend oder belästigend. Natürlich ist das auch immer abhängig von der Intensität. Bleiben Sie unbedingt unter dem Wert, ab dem der Schmerz zunehmend quälend und belästigend wird bzw. sich beinahe nicht mehr aushalten lässt. Wenn Sie die ersten Male vorsichtig beginnen zu drücken, werden Sie immer besser spüren können, was wir meinen.
- Wenn der Schmerz pochend ist oder Sie Puls spüren, sind Sie auf oder in der Nähe eines Gefäßes und müssen die Stelle so lange wechseln, bis das Pochende und Pulsierende nicht mehr zu spüren ist. Deswegen suchen und spüren Sie den Punkt erst mit den Fingern und setzen dann, wenn Sie sicher sind, den Drücker mit der passenden Spitze auf. Wenn Sie unsicher sind, lassen Sie diesen Punkt einfach aus – die restlichen Punkte erzeugen meist noch genügend Gesamtwirkung.
- Beginnen Sie immer vorsichtig mit der weichsten Version des in der Anleitung zuerst genannten Drückeraufsatzes. Wechseln Sie erst dann zu den festeren Aufsätzen, wenn Sie den Light-Osteopressurpunkt »kennengelernt« haben und die Aufsätze brauchen, um möglichst nahe an den Schmerzgrenzwert heranzukommen.

DAS BRAUCHEN SIE FÜRS DRÜCKEN

- 10 bis 15 Minuten Zeit und Ruhe, je nach den Bereichen, die Sie drücken möchten
- Einen Platz auf einer weichen Unterlage (Matte, Teppich, Decke), eine Wand, an die Sie sich lehnen können, und einen Stuhl oder ein anderes Sitzmöbel
- Ihr Drücker-Set oder ein alternatives Hilfsmittel (siehe **Seite 64 f.**)

DAS BESONDERE AN DER OSTEOPRESSUR UND DER LIGHT-OSTEOPRESSUR

Die einhellige Meinung der meisten Teilnehmer an den Ausbildungen zum Zertifizierten Liebscher & Bracht-Therapeuten lautet: Die Osteopressur ist den bis dahin von ihnen angewendeten schmerztherapeutischen Verfahren bei den meisten Anwendungen überlegen. Und zwar, so berichten uns die Teilnehmer immer wieder, nicht nur in der Höhe der Wirksamkeit, sondern auch in der Schnelligkeit, mit der sich die Schmerzlinderung erreichen lässt. In dieser schnell erzeugten Schmerzfreiheit liegt für uns ein starker Hinweis dafür, dass sie langfristig mit den Übungen antrainiert werden kann.

Beginnen Sie mit dem Punkt, der in den Anleitungen ab **Seite 71** angegeben ist. Handelt es sich um eine Fläche oder um eine Linie, suchen Sie zunächst den empfindlichsten Punkt darauf und starten dort.

- Wenn Sie den »Grenzschmerz« ausgelöst haben, halten Sie die Druckstärke stabil und warten. In den meisten Fällen wird der empfundene Schmerz mehr oder weniger schnell geringer. Das dauert durchschnittlich etwa zehn bis 30 Sekunden.
- Dann drücken Sie fester oder ändern den Winkel geringfügig. Bei Flächen oder Linien versuchen Sie, ob Sie in der direkten Umgebung höhere Empfindlichkeiten finden. Meist steigt der Schmerz so wieder.
- Dies wiederholen Sie zwei- oder dreimal, bis Sie merken, dass es immer schwieriger wird, ein noch höheres Schmerzlevel auszulösen. Gibt der Punkt, die Linie oder die Fläche »nichts mehr her«, dann sind Sie in diesem Bereich fertig.
- Drücken Sie möglichst die Bereiche mit der höchsten Empfindlichkeit, denn sie betreffen die Muskeln mit dem meisten Überlastungsstress. Sie müssen nicht alle Bereiche während einer Selbstbehandlung drücken.
- Testen Sie die verschiedenen Varianten, um zu fühlen, welche bei Ihnen am besten funktioniert. Wichtig ist nicht die Art der Variante, sondern dass Sie den Punkt gut treffen.
- Bleiben Sie beim Drücken entspannt! Einerseits möchten Sie Spannungen herunterregeln, andererseits kann es sein, dass Sie bei bestimmten Punkten etwas Kraft zum Drücken aufbringen müssen. Wählen Sie deshalb immer die Variante, die Sie insgesamt am wenigsten Kraft kostet.
- Drücken Sie nicht öfter als alle ein bis zwei Tage. Wenn Sie anfangs täglich drücken möchten, sollten Sie die Punkte wechseln. Wenn sich erst einmal alles eingespielt hat, können Sie sich zwei- bis dreimal in der Woche drücken, immer abwechselnd mit dem Rollen.
- Behandeln Sie möglichst immer beide Seiten. Bei Zeitknappheit können Sie zunächst auch nur eine Seite behandeln. Vermutlich wird sich Ihr Kopf danach trotzdem schon befreiter anfühlen.

PROBETRAINING

Sie haben die Möglichkeit, das Drücken der hier gezeigten Punkte und noch vieler mehr gemeinsam mit Roland nach seiner Anleitung in Mitmachvideos in der Liebscher & Bracht App zu üben. Wir schenken Ihnen als Leserin und Leser dieses Buches kostenfreies Probetrainieren. Scannen Sie dazu den nebenstehenden QR-Code oder klicken Sie www.lie-br.com/lb-app

SCHULTERBLATTKANTE (LOP 1.3)

Diese Punkte entlang der Kante der Schulterblattgräte sorgen für die maximale Entspannung des Nackens, des gesamten Halses und der Schultern. Schon wenn Sie nur diese Punkte drücken, können Sie sich viel freier fühlen.

- **Womit wird gedrückt?** Kugelgriff mit Spitze oder Rundspitze.
- **Wo wird gedrückt?** Um den Bereich zu finden, legen Sie zunächst Ihren linken Ellbogen in die rechte Handfläche. Ziehen Sie dann mit der Hand nach rechts, sodass Sie mit den Fingern Ihrer linken Hand bequem die Knochenkante an Ihrem rechten Schulterblatt abtasten können. Suchen Sie von oben tastend die Kante nach empfindlichen Punkten ab. Beginnen Sie außen und tasten Sie immer weiter zur Körpermitte hin, bis die Kante nicht mehr zu spüren ist. Merken Sie sich die empfindlichsten Stellen.
  Haben Sie diese Punkte oder kleinen Linien gefunden, nehmen Sie den Kugelgriff mit der Spitze in die rechte Hand und tasten mit den Fingern der linken Hand wieder von vorn beginnend die Kante ab. Setzen Sie an den empfindlichsten Punkten die Spitze an.
- **Wie genau wird gedrückt?** Sie drücken von oben. Zur Feineinstellung können Sie den Drücker minimal zu den Seiten und/oder nach vorn oder hinten bewegen. (1)
- Machen Sie das Gleiche am linken Schulterblatt.

INFO

Diese Übung finden Sie auch kostenfrei über den QR-Code und unter dem folgenden Link: lie-br.com/1

Drücken Sie von von oben und drehen Sie wenn nötig den Drücker leicht zur Seite, nach vorn oder hinten.

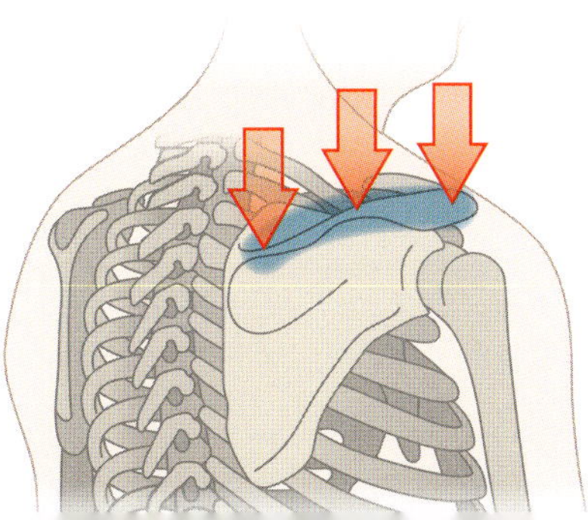

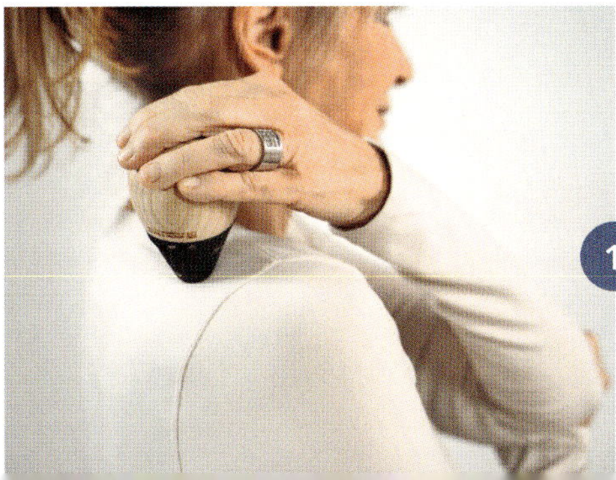

1

HALSWIRBELSÄULE

Diese Punkte entlang der Halswirbelsäule sorgen dafür, dass sich die Muskulatur an Kopf, Hals und Nacken nach der Behandlung freier anfühlt.

- **Womit wird gedrückt?** Kugelgriff oder Kegel mit Spitze oder Rundspitze.
- **Wo wird gedrückt?** Dieser Bereich ist vergleichsweise leicht zu finden. Nehmen Sie beide Hände nach hinten und greifen Sie Ihren Nacken mit den Fingern. Wenn Sie ein bisschen drücken und mit den Fingern hin und her gehen, spüren Sie vor allem im unteren Bereich der Halswirbelsäule in der Mitte die hervorstehenden Dornfortsätze der Wirbel. Weiter oben müssen Sie Ihren Kopf vielleicht etwas überstrecken, um sie zu spüren.
  Greifen Sie nun mit Ihren Fingerspitzen links und rechts dieser Dornfortsätze von leicht seitlich in deren Flanken und etwas weiter seitlich gerade von hinten in die Tiefe und suchen Sie Stellen, die besonders empfindlich sind. Merken Sie sich diese Stellen.
  Nehmen Sie den Kugelgriff mit der Spitze in die rechte Hand und ertasten mit den Fingern der linken Hand die jeweils empfindlichsten Stellen. Setzen Sie dort die Spitze an. Machen Sie auf diese Weise weiter – Punkt für Punkt links und rechts von der Mitte der Dornfortsätze.
- **Wie genau wird gedrückt?** Sie setzen den Drücker zunächst so schräg an, dass Sie die größte Empfindlichkeit spüren, und drücken von hinten seitlich. Zur Feineinstellung können Sie den Drücker minimal zu den Seiten und/oder nach oben bewegen. (1)

Drücken Sie schräg von hinten seitlich . Bewegen Sie den Drücker evtl. leicht zur Seite, nach oben oder unten.

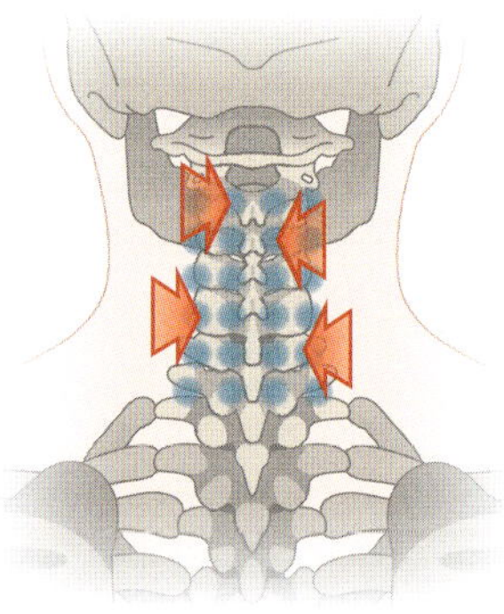

1

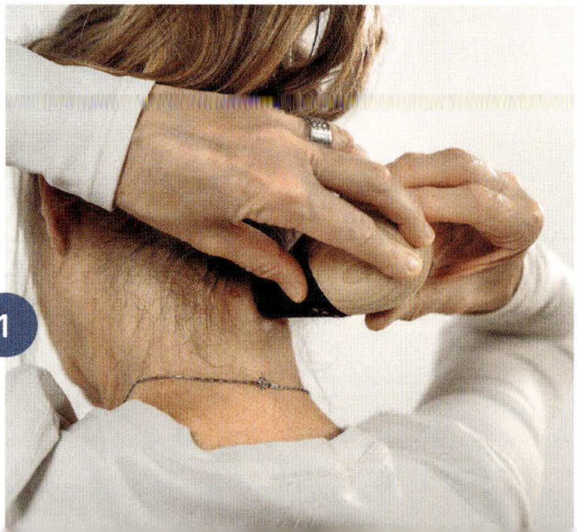

SCHÄDELRAND

Diese Punkte entlang des unteren Schädelrands bewirken, dass der gesamte Nacken und der Hinterkopf entspannen. Meist wird die Beweglichkeit des Kopfes spürbar besser.

- **Womit wird gedrückt?** Kugelgriff mit Spitze oder Rundspitze.
- **Wo wird gedrückt?** Um den Bereich zu finden, um den es hier geht, tasten Sie am besten mit den Zeige- und Mittelfingern beider Hände von der Mitte des hinteren unteren Schädelrandes nach außen. Der Schädelrand endet an einem deutlich wahrnehmbaren Knochenhöcker direkt hinter dem Ohr. Wenn Sie sich ein »taktiles Bild« vom Verlauf dieses Randes gemacht haben, wiederholen Sie das Abtasten mit dem Fokus darauf, wo sich am Schädelrand die eher empfindlichen Bereiche befinden. Dann entscheiden Sie sich für eine Seite, setzen den Drücker an und drücken die empfindlichsten Stellen nacheinander, bis Sie hinter dem Ohr angekommen sind.
- **Wie genau wird gedrückt?** Sie drücken von hinten und setzen den Drücker zunächst an der Stelle an, die Sie bearbeiten möchten und an der Sie eine hohe Empfindlichkeit spüren. Dann probieren Sie, auf dieser Stelle bleibend den Winkel zu verändern, um vielleicht noch eine höhere Empfindlichkeit zu erreichen. (1)
- Diese Vorgehensweise wiederholen Sie anschließend auch auf der anderen Seite.

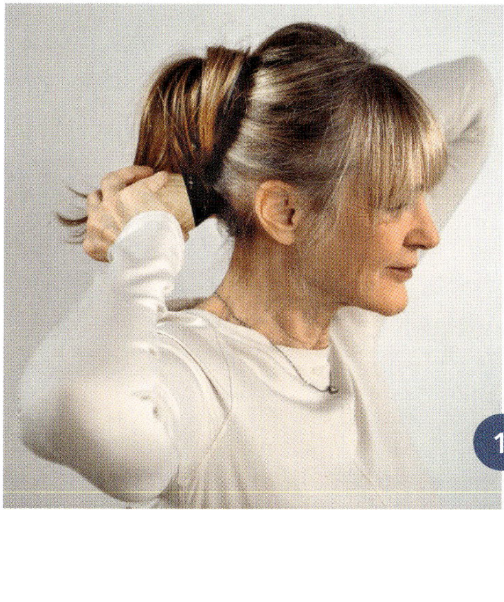

Drücken Sie von hinten und verändern Sie dabei den Winkel, um die Empfindlichkeit zu erhöhen.

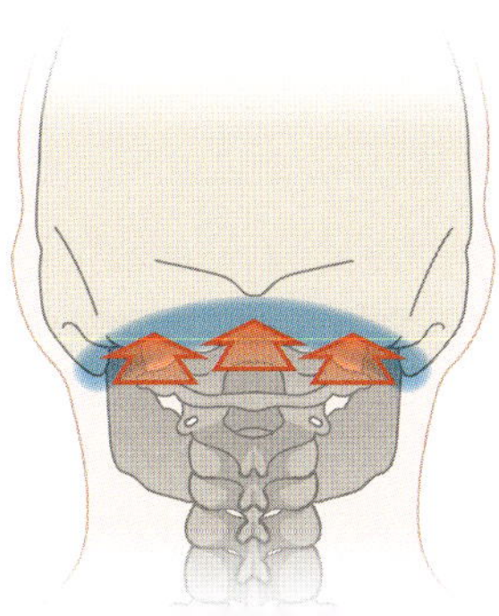

SPEZIELLE DRÜCKTECHNIK MIT DEM NACKENRETTER

Viel leichter fällt das Drücken mit unserem Nackenretter, da Sie mit ihm die Schwerkraft zum Drücken benutzen. Die Vorgehensweise ist sehr einfach:

- Sie probieren zunächst aus, welche der drei unterschiedlich einstellbaren Höhen die druckempfindlichen Stellen am besten erreichen.
- Dann liegen Sie so lange in der Position, bis Sie merken, dass die Empfindlichkeit herunterschaltet. (1)
- Nun drehen Sie Ihren Kopf langsam nach links, bis Sie die nächste empfindliche Stelle erreichen, und machen dasselbe. Wenn Sie bemerken, dass der Aufliegerand des Nackenretters besser etwas anders positioniert sein sollte, dann verändern Sie seine Position. (2)
- Das Gleiche machen Sie auf der rechten Seite. (3)

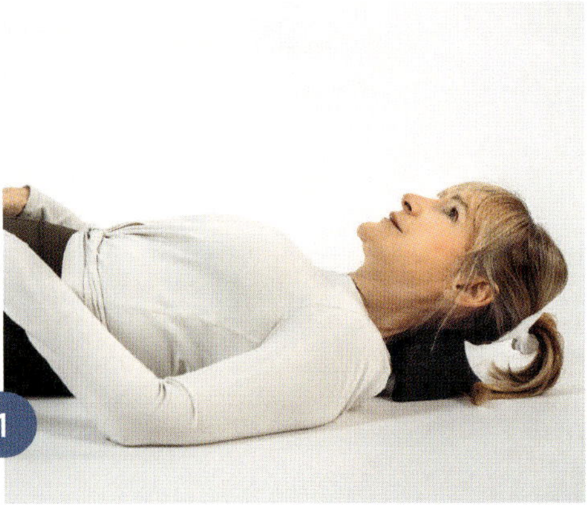

1

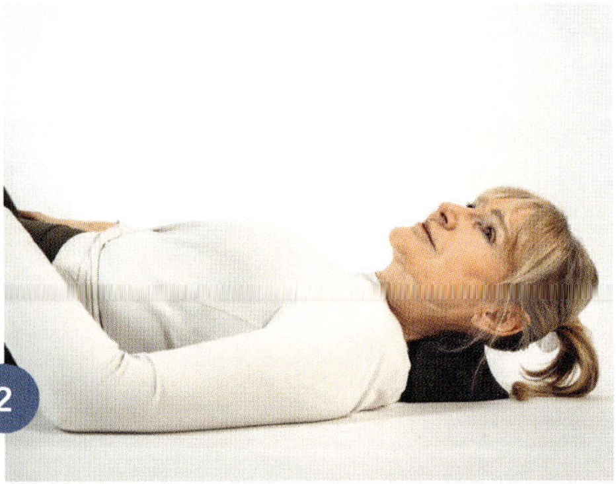

2

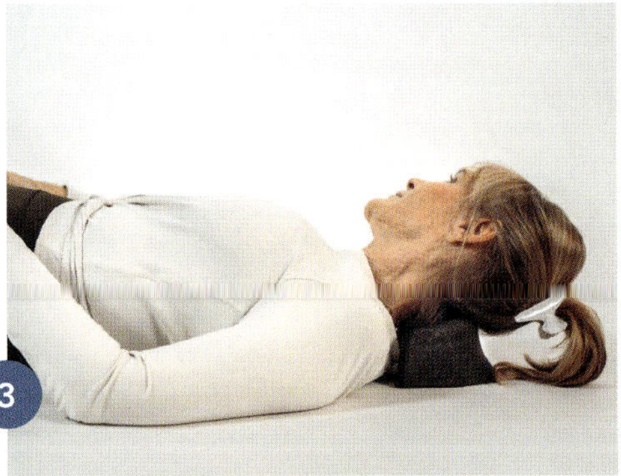

3

SCHLÄFE

Dieser Punkt in der nach vorn auslaufenden Schläfe ist ein »Brennpunkt« für den ganzen seitlichen Kopfbereich. Viele Menschen massieren ihn intuitiv, um ihre Anspannung zu mindern.

- **Womit wird gedrückt?** Kugelgriff mit Spitze oder Rundspitze.
- **Wo wird gedrückt?** Um den Punkt zu finden, tasten Sie mit den Fingern der linken Hand entlang der Knochenkante an der rechten Augenbraue immer weiter nach außen, bis Sie seitlich des Auges sind. Dort gehen Sie über den kleinen Knochenwulst weiter nach außen, bis Sie die Mulde spüren. In ihr bemerken Sie wahrscheinlich sofort die hohe Empfindlichkeit. Das ist der Punkt.

  Nehmen Sie den Kugelgriff mit der Spitze in die rechte Hand und setzen Sie die Spitze genau dort an, wo Sie mit den Fingern Ihrer linken Hand die größte Empfindlichkeit gespürt haben.
- **Wie genau wird gedrückt?** Sie drücken von der Seite möglichst senkrecht zur Schläfe. Zur Feineinstellung können Sie den Drücker minimal zu den Seiten und/oder nach oben drehen. (1)
- Machen Sie das Gleiche an der linken Schläfe.

Drücken Sie möglichst senkrecht und drehen Sie den Drücker evtl. leicht nach oben, unten oder zur Seite.

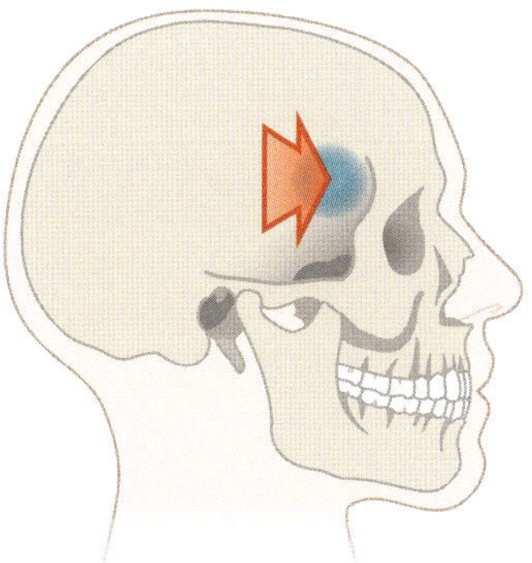

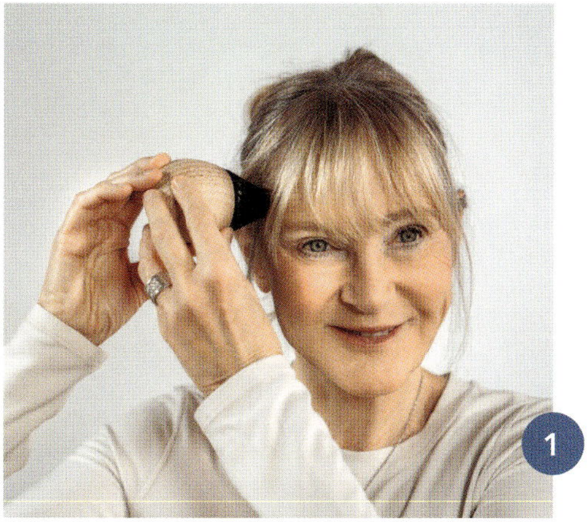

DIE ECKE DES UNTERKIEFERS

Das Drücken dieses Punktes führt nicht nur zur Entspannung des gesamten Kieferbereiches, sondern auch dazu, dass der Mund meist direkt weiter geöffnet werden kann.

- **Womit wird gedrückt?** Kugelgriff mit Spitze oder Rundspitze. Wenn Sie merken, dass die Empfindlichkeit zu hoch ist, versuchen Sie es mit der Flachspitze.
- **Wo wird gedrückt?** Um den Bereich zu finden, um den es hier geht, nehmen Sie den rechten Daumen unterhalb des rechten Ohrs hinten an den Unterkiefer und die Beere des Mittelfingers an dessen Unterkante. Dazu müssen Sie Ihren Ellbogen meist deutlich anheben. Wenn Sie jetzt den Zeigefinger in natürlicher Beugung auf Ihre Wange legen, haben Sie den Punkt meist schon gefunden. Drücken Sie direkt in diesem Bereich ein bisschen fester. Dort, wo Sie die größte Empfindlichkeit spüren, sind Sie richtig. Haben Sie den Punkt gefunden, nehmen Sie den Kugelgriff mit der Spitze in die linke Hand und positionieren die Spitze an dem Punkt, den Sie mit dem rechten Zeigefinger ertastet haben.
- Da dieser Punkt etwa die Fläche einer Zwei-Euro-Münze hat, drücken Sie, wenn Sie genug Empfindlichkeit spüren, zwei- bis dreimal, bis Sie genug Entspannung herbeigeführt haben.
- **Wie genau wird gedrückt?** Sie drücken von der Seite, sodass Sie mehr oder weniger senkrecht auf Ihrer Wange ansetzen. Zur Feineinstellung können Sie den Drücker minimal zu den Seiten und/oder nach oben bzw. unten führen und von dort drücken. (1)
- Machen Sie das Gleiche auf der linken Seite.

Drücken Sie von der Seite und führen Sie den Drücker evtl. leicht nach oben oder unten.

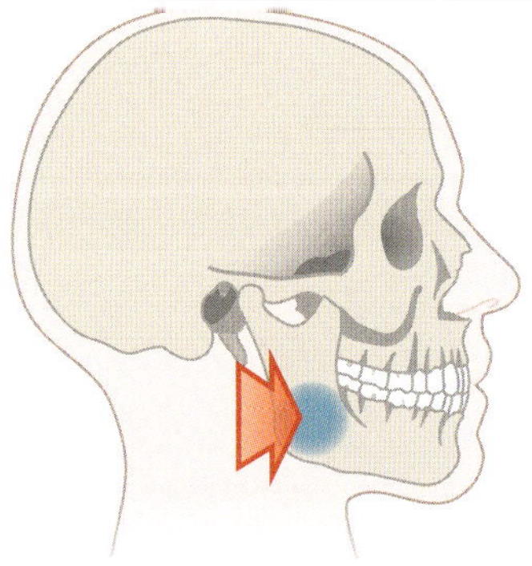

1

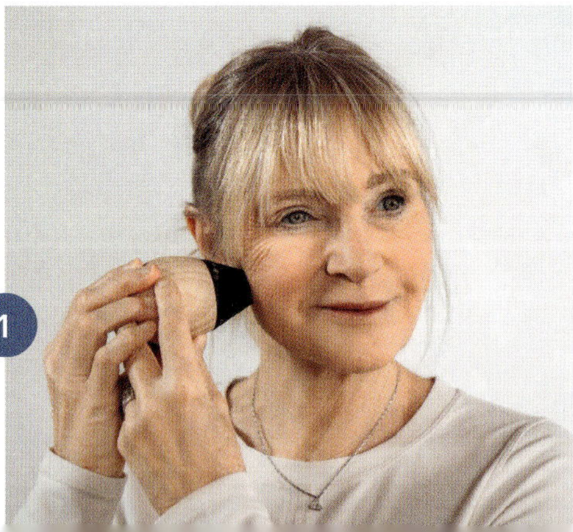

RUND UM DIE AUGEN

Diese Punkte sorgen reflektorisch dafür, dass die Augenmuskeln mit entspannen. Dadurch können auch die Augen betreffenden Kopfschmerzen kontrolliert und gemindert werden.

- **Womit wird gedrückt?** Kugelgriff mit Spitze oder Rundspitze, in Ausnahmefällen vor allem den oberen Punkt auch mit der Flachspitze.
- **Wo wird gedrückt?** Tasten Sie die knöcherne Umrandung des linken Auges ab, um den Bereich zu finden, um den es hier geht. Sie können die Knochenkante an den Augenbrauen (1), außen um Auge (2), am Wangenknochen (3) und zur Nase (4) hin normalerweise gut ertasten. Die vier Punkte liegen von der Augenmitte aus nach oben, unten, links und rechts immer etwa mittig. Wo genau Sie mit dem Druck ansetzen, spüren Sie, indem Sie in diesen Bereichen mit den Fingern etwas fester drücken. Wenn Sie einen der Punkte gefunden haben, merken Sie sich die Stelle und den Winkel, aus dem Sie gedrückt haben, und setzen den Drücker entsprechend an.
- **Wie genau wird gedrückt?** Sie drücken von vorne. Zur Feineinstellung können Sie den Drücker minimal zu den Seiten und/oder nach oben drehen.
- Machen Sie das Gleiche am rechten Auge.

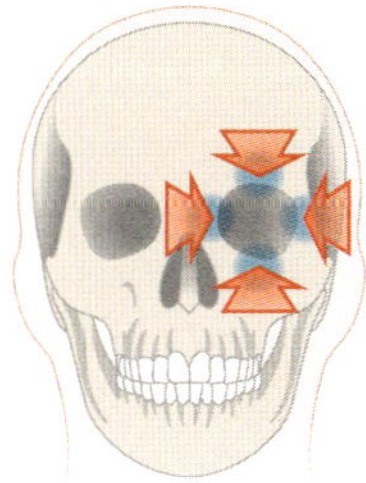

Drücken Sie jeweils von vorn und drehen Sie den Drücker evtl. leicht zur Seite, nach oben oder unten.

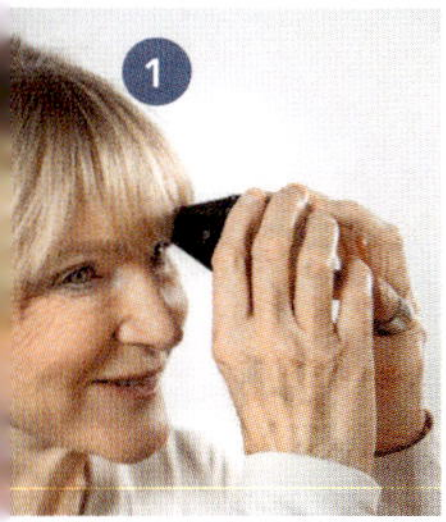

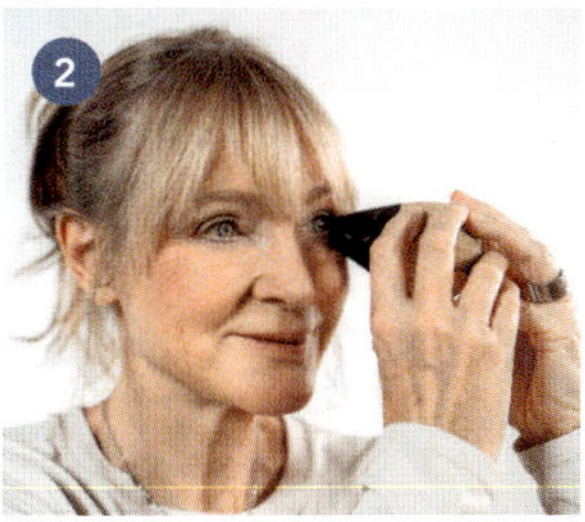

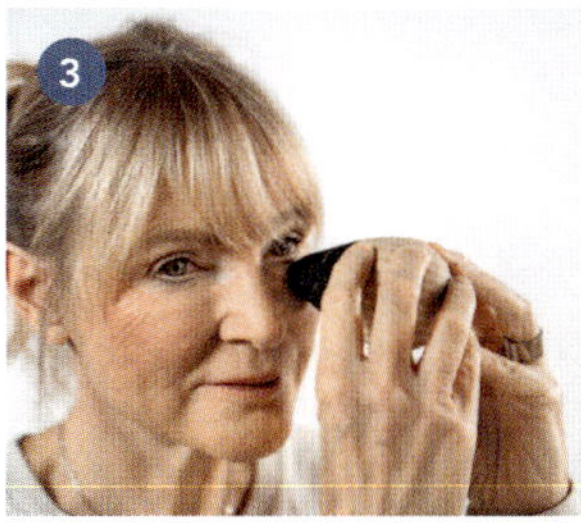

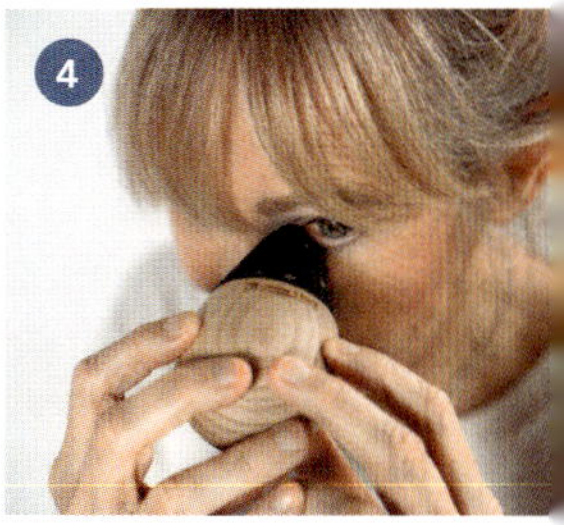

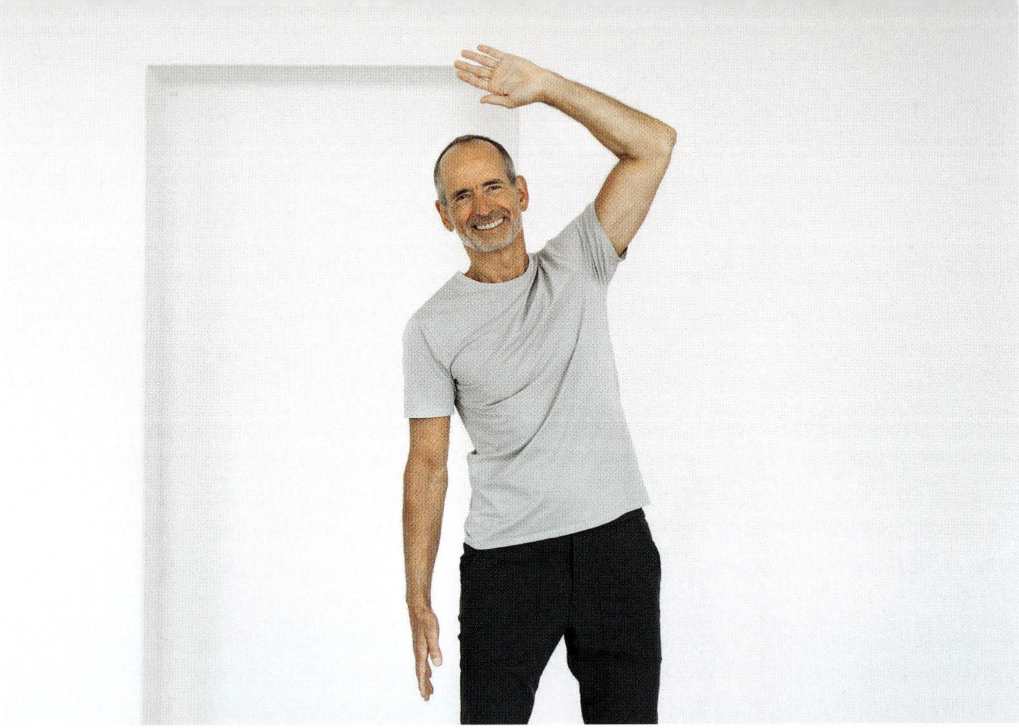

ÜBUNGEN ZUR DEHNUNG UND SPEZIELLEN KRÄFTIGUNG

Wir bekommen häufig Kopfschmerzen, weil wir uns im Alltag zu wenig bewegen und viel zu viel sitzen, ohne diese Einseitigkeiten aktiv auszugleichen. Als biomechanische Folge verspannen sich die Muskeln und Faszien, werden immer unflexibler – und dadurch entstehen viel zu große Kräfte. Diese sind, wie gesagt, unserer Erfahrung nach die Hauptursachen der Schmerzen im Bereich des Kopfes. Ausgleichen bedeutet, die Hauptursache für die reaktiven Anspannungen in diesem Bereich zu beheben, also die nach vorne ziehenden verkürzten Bauch- und Brustmuskeln ebenso wie die Nackenmuskeln wieder lang und flexibel zu machen. Ist diese grundlegende Schmerzursache beseitigt, können sich die Überspannungen abbauen und normalisieren und die Schmerzen hören meist auf.

DAZU DIENT DAS TRAINING

Es gibt nur eine Möglichkeit, diese Fehlentwicklung zu stoppen, umzukehren und die Kräfte, die im Bereich der Halswirbelsäule und des Kopfes wirken, wieder zu normalisieren: regelmäßiges Dehnen und Flexibilisieren der überanspruchten Muskeln und Faszien. Genauso müssen die vom Gehirn gesteuerten Spannungen der Muskelfasern wieder normalisiert werden. Beides geschieht durch unsere speziellen Übungen. Sie enthalten passive Dehnung, isometrisches Krafttraining im endgradigen Bereich, also im maximal erreichbaren Gelenkwinkel, und aktive Dehnung.

- Die passive Dehnung zieht einfach nur die Muskeln und Faszien auseinander, also in die Länge, damit die zu große Spannung so schnell wie möglich aus diesem Bereich herausgenommen wird.
- Das isometrische Gegenspannen trainiert die Kraft in genau den Winkeln der Halswirbelsäule, in denen die Muskeln zu schwach sind, und verbessert die Ansteuerung darin. Dadurch können sich die Wirbelsäule und der Kopf wieder in bestmöglicher Geometrie bewegen. Gleichzeitig entfernt das isometrische Üben Anspannungsknoten (sogenannte Triggerpunkte) aus den Muskeln.
- Die aktive Dehnung ist ein Nerven-Gehirn-Training. Es sorgt für eine gute Abstimmung zwischen denjenigen Muskeln, die sich zusammenziehen, und denen auf der Gegenseite, die nachgeben müssen. Das verbessert die Bewegungsgeometrie noch einmal in anderen Winkeln. Nur durch aktives Ansteuern können die im Gehirn gespeicherten Bewegungsprogramme zur Muskelansteuerung optimiert und neue Muskelprogramme installiert werden.

Die Übungen, die wir Ihnen ab **Seite 86** vorstellen, kräftigen, was zu schwach ist, dehnen und flexibilisieren, was zu stark zieht und zu angespannt ist, und sorgen für Bewegungsleichtigkeit bei gleichzeitig optimierter Gelenkführung. Im Gegensatz zum herkömmlichen Krafttraining verkürzt dieses Training die Muskeln nicht, verfilzt nicht die Faszien und erhöht die Muskelspannung nicht über das normale Maß hinaus.

DAS BRAUCHEN SIE FÜRS ÜBEN

- 10 bis 15 Minuten Zeit und Ruhe, je nach den Bereichen, die Sie dehnen möchten
- Je nach den Varianten, die Sie üben möchten, einen Platz auf festem Boden, aber mit weicher Unterlage (Matte, Teppich, Decke), eine Wand, an die Sie sich lehnen können, einen Stuhl oder ein anderes stabiles Sitzmöbel
- Übungsschlaufe, Rücken- und Nackenretter oder ein alternatives Alltagshilfsmittel wie auf **Seite 64 f.** beschrieben

DAS BESONDERE AN UNSEREN ÜBUNGEN

Unsere Übungen basieren auf meiner (Roland) über 50-jährigen Kampfkunsterfahrung. Ohne diese hätte ich sie nie entwickeln können. Einige grundlegende Erkenntnisse daraus machen sie einzigartig in der Wirkung, was man ihnen aber zunächst nicht ansieht, da viele oberflächlich betrachtet wie geläufige Dehnungsübungen aus der Gymnastik oder dem Yoga wirken. Was sie von diesen unterscheidet, ist unser Ziel, speziell definierte Engpässe im Körper wieder »gängig zu machen«.

Die Übungszeit

Die meisten Menschen, die sich schon dehnen, machen das zu kurz. Meist liest man von nur sieben, 15 oder 20 Sekunden Dehnungszeit, die einige Male hintereinander wiederholt werden soll. Unserer Erfahrung nach ist das viel zu kurz, was durch die moderne Faszienforschung bestätigt wird.[65] Denn die Faszien beginnen erst nach 30 Sekunden nachzugeben, »zu fließen«, wie die Faszienforscher sagen. Deswegen dehnen wir bei Liebscher & Bracht mindestens 2 bis 2,5 Minuten lang.

Nur bestimmte Yogasysteme dehnen ähnlich lange oder noch bedeutend länger. Das wiederum machen wir nicht, weil das Verhältnis zwischen eingesetzter Zeit und Dehnungseffekt unserer Erfahrung nach spätestens ab 3 Minuten immer uneffizienter wird. Dies ist ein nicht zu unterschätzender Faktor, der unsere Übungen überhaupt erst alltagstauglich macht. Denn die Zeitknappheit ist für viele Menschen der stärkste Hinderungsgrund dafür, Übungen solcher Art regelmäßig zu praktizieren.

Die Intensität

So gut wie alle Dehnungssysteme, vor allem solche, die mit Patienten oder Schmerzpatienten arbeiten, empfehlen, die Dehnung nicht weiter zu steigern, sobald das Dehnungsgefühl in leichten Schmerz umschlägt. Das entspricht etwa einer mittleren Stufe auf unserer Intensitätsskala (siehe **Seite 57 f.**). Man befürchtet, den Körper zu überfordern, vielleicht sogar zu schädigen oder zu verletzen, wenn man zu sehr in den Schmerz hineindehnt. Die Konsequenz daraus ist jedoch, dass zu unterschwellig trainiert wird. Die Reizsetzung halten wir von Liebscher & Bracht für zu gering, als dass man damit den Körper animieren könnte, seine Fähigkeit zur Umstrukturierung vollständig zu nutzen. Die Ergebnisse sind nicht nur schlechter, sie sind im Vergleich zu unserer Vorgehensweise, möglichst nah an die Schmerzgrenze heranzugehen, aber darunter zu bleiben, geradezu minimal bei gefühlt vielleicht 10 bis 20 Prozent des Möglichen. Die bei der Light-Osteopressur erklärten Zusammenhänge zur Höhe des Druckschmerzes gelten für durch die Übungen ausgelösten Schmerz genauso (**siehe Seite 68 f.**).

Die Details

Es gibt Hunderte oder gar Tausende Dehnungsübungen, die alle für bestimmte Anforderungen optimiert sind, die sie erfüllen sollen. Bei den meisten Systemen zielten die Entwickler auf die Dehnung bestimmter Muskeln. Es gibt darüber hinaus heute auch Systeme, die gezielt bestimmte Faszienlinien aufdehnen möchten. Je nach Sportart wird ein bisschen anders gedehnt, um für genau diese Sportart fit zu sein. Im traditionellen Yoga geht es darum, blockierte Nadis, die Energieleitbahnen des ayurvedischen Meridiansystems, frei zu machen bzw. sie so »energetisch kurzzuschließen«, dass die angestrebte spirituelle Entwicklung unterstützt wird. Man könnte auch sagen, dass der Energiefluss in Körper und Geist angeregt werden soll, um die Entwicklung des Bewusstseins zu unterstützen.

Unser Ziel ist zunächst ein völlig anderes. Wir möchten mit unseren Übungen Gelenkwinkel, die vor allem durch 27 Engpässe im ganzen Körper immer eingeschränkter benutzt werden können, wieder »gängig machen«. Wir dehnen also rein funktionell. Deswegen ist die genaue Ausführung nach unseren exakten Anweisungen so fundamental wichtig. Ob wir dabei mehr die Muskel-, Faszien- und Sehnenstrukturen, Nerven oder Energieleitbahnen dehnen, spielt dabei keine Rolle. Hauptsache, exakt der Gelenkwinkel, der eingeschränkt ist, wird dadurch wieder beweglich und der Engpass beseitigt.

SICHERHEITSMASSNAHMEN

Sind Sie noch unsicher, ob manche Übungen eventuell eine Überforderung für Ihren Körper und Ihren Kopf sein könnten? Dann lesen Sie bitte noch einmal die Sicherheitsmaßnahmen ab **Seite 57**.

Unser Ziel ist also die Wiederherstellung einer hundertprozentigen Beweglichkeit – mit dem Resultat der Schmerzfreiheit und leichtgängigen, verschleißfreien Bewegung bis ins höchste Alter.

WENN DER BEKANNTE SCHMERZ AUFTAUCHT

Es kann vorkommen, dass Sie in der Dehnung genau den Schmerz spüren, den Sie eigentlich loswerden möchten. Die normale Reaktion ist: »Oh, das schadet mir, das darf ich nicht tun!« Dabei ist genau das ein Zeichen dafür, dass die Übung gegen Ihren Schmerz wirken kann. Denn wenn dieser Schmerz beim Dehnen ausgelöst wird, dann heißt das: Jetzt »ziehen« Sie exakt an der unflexiblen Struktur, damit diese wieder länger wird. Hinterher ist der Engpass mehr geöffnet und der Körper wird weniger belastet, sodass weniger Schmerzen erzeugt werden.

Natürlich sind unsere Übungen mit allen anderen Dehnübungen kombinierbar und sorgen dann dafür, dass etwaige Einseitigkeiten der anderen Systeme, Sportarten oder des Alltags, die zu Kopfschmerzen führen würden, ausgeglichen werden.

Die Kombination der Übungen

Mit nur 27 Grundübungen kann es gelingen, den Körper von Kopf bis Fuß schmerzfrei zu halten. Jede der Übungen erfüllt dabei eine bestimmte Aufgabe – und je nach Schmerz werden zwei bis fünf Übungen so kombiniert und ihre Varianten so ausgewählt, dass sich die bestmöglichen Ergebnisse in der kürzestmöglichen Zeit erreichen lassen.
Dieses hocheffektive System zu entwickeln, war nur möglich, weil ich (Roland) über einige Jahrzehnte unterschiedliche Kampfkünste trainiert habe, die immer wieder verschiedene Beweglichkeiten verlangten. Und da meine Zeit knapp war, wollte ich auf möglichst effiziente Weise bei den notwendigen Dehnungen und Beweglichkeitssteigerungen vorankommen. Das Ergebnis sind unsere speziellen Übungen.

Die Parallelentwicklung der Übungen und der Osteopressur

Der andere Faktor, ohne den dieses Übungssystem nicht hätte entwickelt werden können, war der dauernde Abgleich mit unseren Erfahrungen mit Schmerzpatienten in den letzten mehr als 35 Jahren. Denn die Osteopressur wurde ja zeitgleich mit den Übungen entwickelt. Eines wäre ohne das andere niemals möglich gewesen.

Der wichtigste Grundsatz des Übens: Konsequenz

Kopfschmerzen entstehen gemäß unserem Erklärungsmodell häufig, weil die Anspannungen der Muskeln im Bereich von Kopf, Hals, Nacken und Brust immer höher und die Faszien immer unnachgiebiger werden. Dieser Prozess kann Jahre oder gar Jahrzehnte dauern. Erst nach dieser »Vorbereitungszeit« werden die Kräfte rund um oder in der Halswirbelsäule so groß, dass der Körper sie nicht mehr tolerieren kann. Denn es droht dann ein Verschleiß, der so groß ist, dass der Körper mit dem Reparieren nicht mehr nachkommen würde oder plötzliche Schädigungen immer wahrscheinlicher werden, etwa die Bandscheibenvorwölbung oder der Bandscheibenvorfall.
Wird die Spannung durch unsere Therapie so gemindert, dass der Körper diese Schmerzen abschalten kann, ist noch längst nicht alles wieder in bester Ordnung. Dann geht es darum, die Übungen unvermindert weiterzumachen, vielleicht irgendwann nicht mehr täglich, aber einige Male pro Woche und schließlich noch einmal wöchentlich. Letztendlich kommt es darauf an, wie stark der Input an spannungserhöhenden oder flexibilitätsmindernden Einflüssen Ihres Bewegungsalltags ist.

WAS BEDEUTET PASSIV UND AKTIV DEHNEN?

Bei der Passivdehnung benutzt man den Boden, die Wand oder die Schlaufe, um sich in die Dehnung ziehen oder drücken zu lassen. Passiv nennt man das, weil es eine Kraft von außen ist, die das tut. Bei der Aktivdehnung zieht man sich selbst mit den Muskeln der Gegenseite des Dehnungsbereichs – aktiv – in die Dehnung.

Aber eines ist entscheidend: Irgendwann mit den Übungen einfach wieder aufzuhören, weil Sie schmerzfrei sind, wäre ein großer Fehler. Doch keine Sorge: Bei Bedarf wird Ihr Körper Sie auch in diesem Fall wieder ans Üben erinnern – mit Schmerzen.

SO FÜHREN SIE DIE ÜBUNGEN FÜR IHREN KOPF AUS

Zunächst beschreiben wir Ihnen die Übung in der kompletten Ausführung in drei sich teilweise wiederholenden Übungsschritten.

Schritt 1 – Dehnen

- Nachdem Sie in die beschriebene Position gegangen sind, dehnen Sie sich zunächst passiv langsam immer mehr, bis Sie auf dem gerade noch positiven Schmerzlevel angekommen sind (Passivdehnung).
- Atmen Sie dabei möglichst tief und bewusst ein und aus.
- Wenn das Dehnungsgefühl nachlässt, weil Ihre Muskeln und Faszien nachgeben, steigern Sie – am besten jeweils bei der Ausatmung – Stück für Stück die Dehnung.
- Dehnen Sie sich auf diese Weise 30 Sekunden lang.

Schritt 2 – Gegenspannen

- Anschließend spannen Sie für zehn Sekunden zunehmend so stark wie möglich mit Ihren Muskeln gegen die Dehnung an, und zwar genau dort, wo Sie den Dehnungsschmerz am meisten spüren. Dieses Gegenspannen soll als Maximalkrafttraining ausgeführt werden, da die Ergebnisse desto besser sind, je größer die Kraft ist, mit der Sie gegenspannen. Der einzige Grund, das Gegenspannen zu begrenzen, wäre, dass die Intensität des Schmerzes über die auf **Seite 57 f.** angesprochene Grenze hinausgehen würde.
- Beim Gegenspannen darf keine Bewegung stattfinden – dies wird als isometrisch bezeichnet.
- Anschließend dehnen Sie sich für weitere 20 Sekunden passiv weiter, wobei Sie die Dehnung wieder konsequent immer weiter steigern.
- Dieses Gegenspannen mit dem anschließenden Vertiefen der Dehnung wiederholen Sie noch zweimal, ehe Sie die Übung beenden.

Schritt 3 – Aktivdehnung in derselben oder in einer neuen Position

- Anschließend nehmen Sie die veränderte Position ein. Oder Sie ziehen sich noch einmal für zehn Sekunden mit aller Kraft – auch wieder mit Ihrer Maximalkraft – aktiv in die Dehnung (Aktivdehnung).

Sanftere Vorstufen

Je nach Ihrem Zustand und abhängig davon, wie gewohnt körperliche Übungen solcher Art für Sie sind, kann es sein, dass die komplette Übungsabfolge zu Beginn noch zu anspruchsvoll ist. Nachfolgend finden Sie deswegen einige Vorstufen, die auch schon deutliche Wirkungen entfalten, dabei aber wesentlich einfacher durchzuführen sind.

- Einfachste Ausführung: Gehen Sie in die beschriebene Position und dehnen Sie sich über einen Zeitraum von 2,5 Minuten zunehmend passiv. Im Grunde weiten Sie Schritt 1 der kompletten Ausführung auf diesen längeren Zeitraum aus. Während dieser Übungszeit atmen Sie möglichst tief ein und aus und steigern – vorzugsweise beim Ausatmen – die Dehnung immer weiter, ohne die Grenze zu übersteigen, bei der der Schmerz belastend wird.
- Zweite Vorstufe: Üben Sie Schritt 1 für eine Minute. Machen Sie dann Schritt 2, spannen Sie aber mit steigender Kraft nicht nur zehn Sekunden, sondern 30 Sekunden lang zunehmend dagegen. Steigern Sie die Dehnung anschließend noch einmal für eine Minute zunehmend. Bleiben Sie wie immer beim gewohnten Intensitätsgrad.
- Dritte Vorstufe: Beginnen Sie wie in der zweiten Vorstufe mit Schritt 1 für eine Mi-

Durch gezieltes Dehnen lassen sich Verspannungen in den Muskeln und Faszien des Rückens und der Nackenpartie lösen.

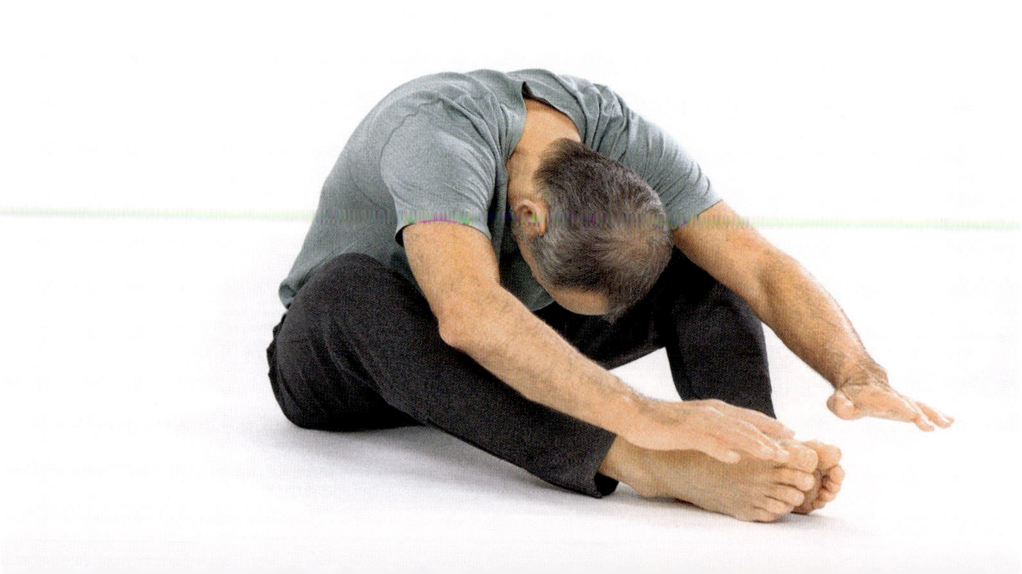

nute. Machen Sie dann Schritt 2 und spannen Sie mit steigender Kraft 30 Sekunden lang zunehmend dagegen. Steigern Sie die Dehnung anschließend noch einmal für 30 Sekunden zunehmend. Führen Sie im Anschluss daran für 30 Sekunden Schritt 3 (die Aktivdehnung, siehe **Seite 84**) durch. Bleiben Sie auch hier bei einem hohen Intensitätsgrad.

BEIDSEITIG ÜBEN? WIE LANGE WEITERÜBEN?

Auch wenn sich die Kopfschmerzen nur auf einer Seite bemerkbar machen, absolvieren Sie unsere speziellen Übungen zur Dehnung und Kräftigung ab **Seite 86** immer beidseitig. Nur wenn die Zeit knapp ist oder Sie bemerken, dass bei einer Übung eine Seite einen viel befreienderen Einfluss hat als die andere, können Sie diese Seite öfter üben. Üben Sie nicht nur, bis Sie schmerzfrei sind, sondern solange Sie Ihre anderen individuellen Bewegungsgewohnheiten beibehalten. Denn wenn Sie diese nicht ändern, dürfen Sie auch die Übungen nicht ändern. Denken Sie daran, dass Sie mit diesen Übungen Ihren Bewegungsalltag stets aufs Neue wieder ausgleichen.

Nur wenn Sie Ihre Sportart wechseln, von einem Auto mit Schaltgetriebe auf Automatik wechseln oder statt im vierten Stock im Erdgeschoss wohnen, können Sie Ihre Übungen ändern oder vielleicht auch teilweise weglassen. Die genaue Handlungsanweisung dazu liefert Ihnen Ihr Körper – mit Schmerzen.

WIE VIEL ZEIT EINPLANEN?

Planen Sie bei Spannungskopfschmerzen für Ihre Dehnübungen sechsmal pro Woche etwa zehn bis 15 Minuten ein. Bei Migräne üben Sie in der Zeit zwischen den Attacken.

Wenn Sie merken, dass Sie mit einer Viertelstunde täglich nicht hinkommen, zum Beispiel weil zu Beginn der Positionswechsel zu lange dauert, dann verteilen Sie die Übungen auf zwei Tage, üben also jede Übung nur dreimal pro Woche. Alternativ können Sie auch die wichtigsten Übungen sechsmal wöchentlich machen und andere, die Ihnen leichter fallen, nur dreimal wöchentlich. Eins steht fest: Je länger Sie die Übungen praktizieren, desto sicherer werden Sie in Ihrer Einschätzung.

PROBETRAINING

Sie haben die Möglichkeit, das Kräftigen und Dehnen der hier gezeigten Partien und noch vieler mehr gemeinsam mit Roland nach seiner Anleitung in Mitmachvideos in der Liebscher & Bracht App zu üben. Wir schenken Ihnen als Leserin und Leser dieses Buches kostenfreies Probetrainieren. Scannen Sie dazu den nebenstehenden QR-Code oder klicken Sie www.lie-br.com/lb-app

DIE MEISTEN NACKENMUSKELN DEHNEN (EPD 4.1.1)

Diese Übung für den Nacken ist so wichtig, weil sich dort die gesamten Spannungen ansammeln, meist verursacht durch vieles Sitzen und die damit verbundene schlechte Haltung vom Geierhals über Rundrücken bis zum Brettnacken. Hier nehmen viele Kopfschmerzen ihren Anfang.

GRUNDÜBUNG

- **Position:** Setzen Sie sich bequem und geradehin, Sie können sich auch anlehnen. Drehen Sie Ihren Kopf um 45 Grad nach rechts. Beugen Sie den rechten Ellbogen und ziehen Sie ihn nach unten, sodass sich die rechte Schulter so weit wie möglich absenkt. Legen Sie Ihre linke Hand so auf den Kopf, dass der Mittelfinger das Ohrläppchen nicht oben, sondern etwas weiter hinten berührt. Dadurch liegt Ihre Hand diagonal genau in der Mitte von Scheitel und Hinterkopf. Ziehen Sie ihr Kinn so weit wie möglich Richtung Kehlkopf und dann mit der linken Hand den Kopf schräg nach links vorn unten, bis Sie die Dehnung rechts im Nacken spüren.
- **Dehnen:** Steigern Sie den Zug des Kopfes nach links vorn unten, bis Sie in der richtigen Intensität sind (siehe **Seite 57 f.**). Halten Sie diese die gesamte Dehnphasen über und achten Sie auch darauf, dass Sie Ihre rechte Schulter immer maximal nach unten ziehen.
- **Gegenspannen:** Spannen Sie Ihren Kopf so gegen die haltende Hand an, als ob Sie ihn nach hinten oben rechts ziehen wollten. Stoppen Sie diese Kraft behutsam. (1)
- **Aktivdehnung:** Lösen Sie die Hand vom Kopf und ziehen Sie aktiv diesen noch einmal mit aller Kraft nach links vorn unten. (2)
- Üben Sie das Ganze mit der anderen Seite.

INFO

Diese Übung finden Sie auch kostenfrei über den QR-Code und unter dem folgenden Link: lie-br.com/4

1

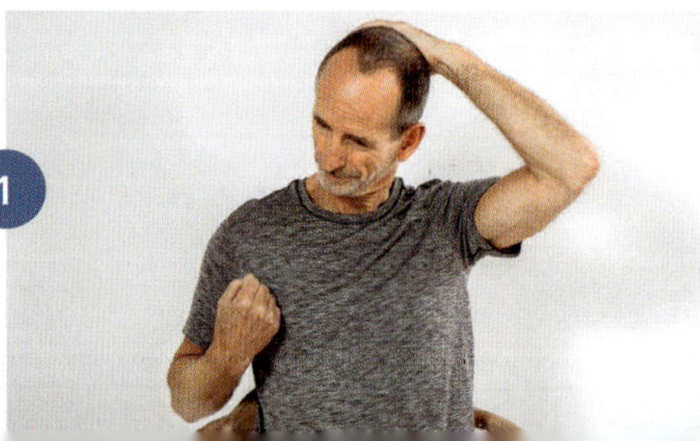

2

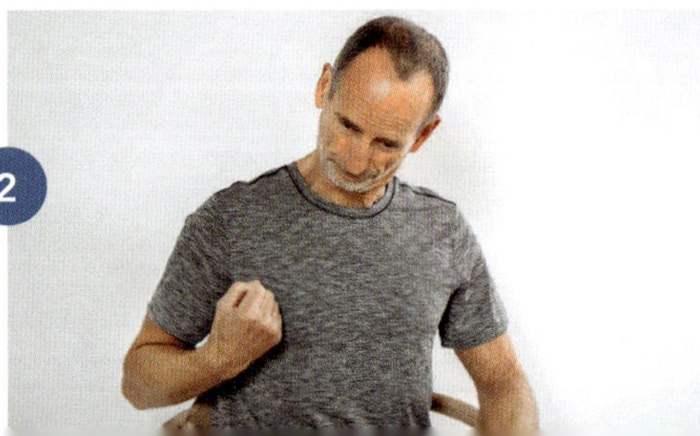

DIE SEITLICHEN HALS- UND NACKEN-MUSKELN DEHNEN

Diese Ubung entspannt den gesamten seitlichen Hals. Die dort befindlichen Muskeln und Faszien können, wenn sie zu hoch gespannt, verkürzt und verfilzt sind, Gefäße und Nerven komprimieren und ihre Funktion beeinträchtigen.

GRUNDÜBUNG

- **Position:** Setzen Sie sich bequem und gerade hin, wenn Sie möchten, können Sie sich anlehnen. Beugen Sie Ihren rechten Ellbogen und ziehen Sie ihn nach unten, sodass sich die rechte Schulter so weit wie möglich absenkt. Legen Sie Ihre linke Hand oben, aber möglichst weit hinten auf den Kopf, sodass der Mittelfinger das Ohr oben berührt. Ziehen Sie nun Ihr Kinn so weit wie möglich Richtung Kehlkopf und dann mit der linken Hand Ihren Kopf genau seitlich nach links, bis Sie die Dehnung im rechten Hals-Nacken-Bereich spüren.
- **Dehnen:** Steigern Sie den Zug des Kopfes nach links, bis Sie in der richtigen Intensität sind (siehe **Seite 57 f.**). Halten Sie diese in den Dehnphasen während der gesamten Übung. Achten Sie außerdem darauf, dass Sie Ihre rechte Schulter die ganze Zeit über maximal nach unten gezogen lassen.
- **Gegenspannen:** Spannen Sie Ihren Kopf so gegen die linke, haltende Hand an, als ob Sie ihn hoch und nach rechts ziehen wollten. Stoppen Sie diese Kraft behutsam. (1)
- **Aktivdehnung:** Lösen Sie die linke Hand vom Kopf und ziehen Sie aktiv den Kopf noch einmal mit aller Kraft zur Seite nach links, ohne ihn zu drehen, nach vorn zu beugen oder nach hinten zu überstrecken. (2)
- Wiederholen Sie die Übung anschließend auch für die andere Seite.

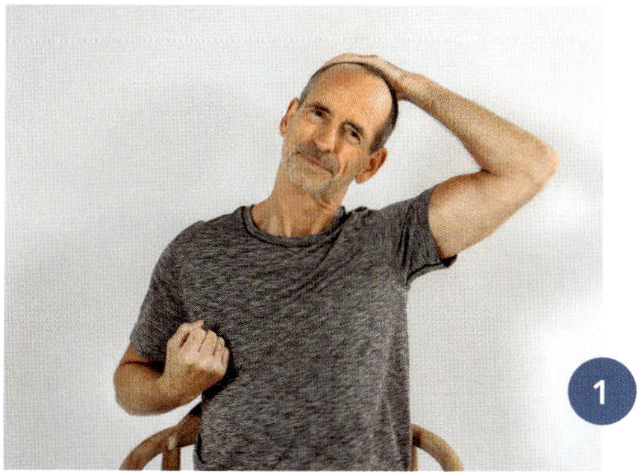

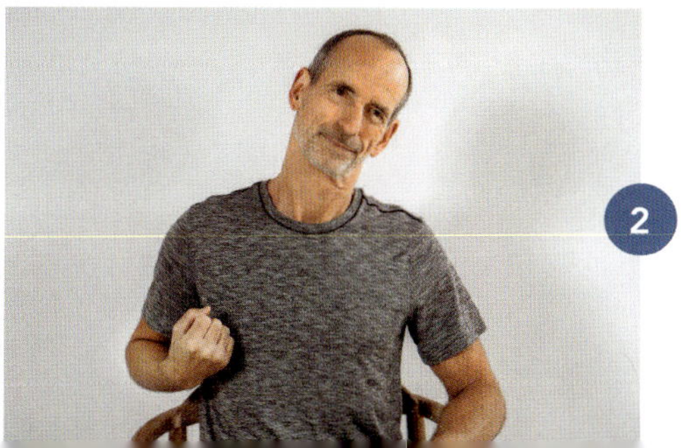

DIE NACKENSTRECKER MIT DEM NACKENRETTER DEHNEN

So können Sie den Nacken umfassend und ohne Kraftaufwand wohltuend mithilfe der Schwerkraft dehnen – und dabei lesen, einen Film schauen oder einfach nur »runterkommen«.

GRUNDÜBUNG

- **Position:** Legen Sie sich auf einem angenehmen Teppich oder auf einer Matte auf den Rücken. Nehmen Sie den Nackenretter, legen Sie sich mit dem unteren Rand des Schädels auf ihn und probieren Sie, in welcher der drei Höheneinstellungen Sie das intensivste, aber immer noch sanfte Dehnungsgefühl im Bereich des Nackens und des Hinterkopfes haben. Unterschätzen Sie nicht die Wirkung, die entsteht, vor allem wenn Sie länger als 2 Minuten üben oder womöglich die Zeit vergessen. Probieren Sie also aus, was guttut, damit der Muskelkater nicht zu groß wird.
- **Dehnen:** Steigern Sie die Dehnung, indem Sie aktiv den Nacken nach unten ziehen, bis Sie in der richtigen Intensität sind (siehe **Seite 57 f.**), und halten Sie diese in den Dehnphasen während der gesamten Übung.
- **Gegenspannen:** Spannen Sie so gegen den Nackenretter an, als ob Sie Ihren Kopf nach hinten Richtung Boden ziehen wollten. Achten Sie aber darauf, dass sich dabei die Position von Kopf und Halswirbelsäule nicht ändert. Stoppen Sie diese Kraft behutsam. (1)
- **Aktivdehnung:** Bleiben Sie liegen und versuchen Sie, Ihren Kopf vom Nackenretter abzuheben, ohne den Nacken zu überstrecken und ohne die Brustwirbelsäule anzuheben. Ziehen Sie während dieser Anstrengung auch Ihr Kinn möglichst weit zum Kehlkopf. (2)

VARIANTE

- Probieren Sie, wenn Sie öfter mit dem Nackenretter gedehnt haben, auch andere Winkel- und Höheneinstellungen aus und verfahren Sie dann ebenso wie in der Grundübung.

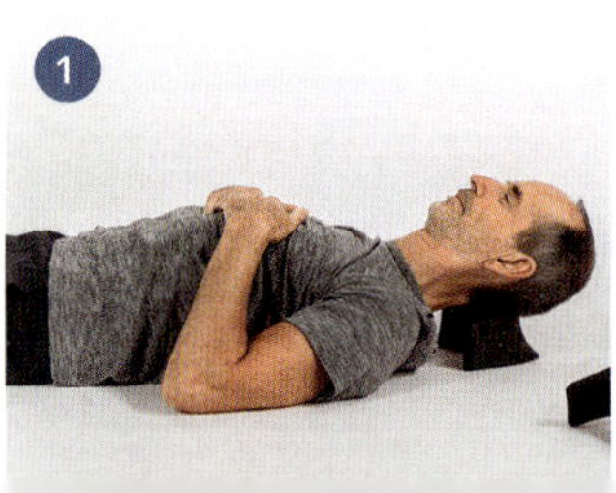

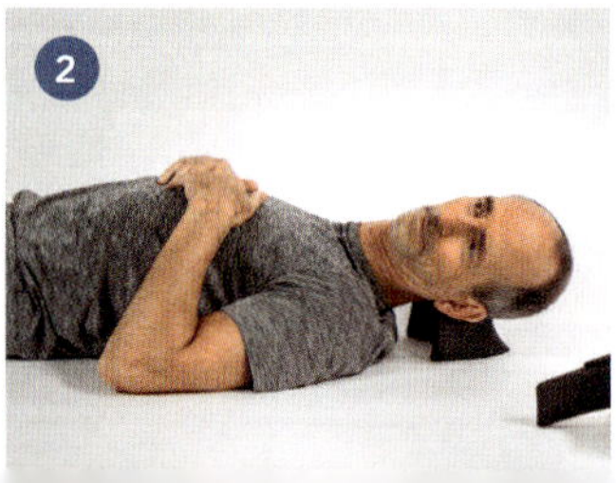

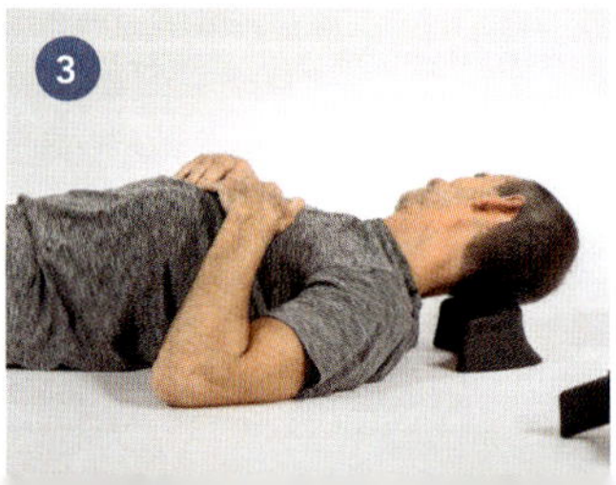

DIE STRECKER DER HALSWIRBELSÄULE DEHNEN

Diese Dehnung erfasst je nach Verkürzungszustand vor allem die streckenden Muskeln, die direkt an der Halswirbelsäule verlaufen. Sie sind bei den meisten Menschen stark verkürzt und tragen so immer mehr zu einem »Geierhals« bei.

GRUNDÜBUNG

- **Position:** Setzen Sie sich bequem und gerade hin, Sie können sich auch anlehnen. Legen Sie die Finger beider Hände so auf den Kopf, dass die Fingerspitzen das obere Ende des Hinterkopfes umgreifen. Die Ellbogen sollten wenn möglich nach vorn zeigen. Setzen Sie sich noch einmal bewusst sehr gerade auf, vor allem in der Brustwirbelsäule. Ziehen Sie nun den Kopf nach vorn unten und achten Sie dabei darauf, dass der Rücken gerade bleibt. Stellen Sie sich beim Ziehen vor, dass die Mitte Ihrer Halswirbelsäule nach hinten oben geht. Ziehen Sie, bis Sie die Dehnung im Bereich der Halswirbelsäule fühlen. Typisch für diese Dehnung ist, dass Sie ein leichtes Brennen direkt an der Halswirbelsäule spüren.
- **Dehnen:** Steigern Sie den Zug des Kopfes nach vorn unten, bis Sie in der richtigen Intensität sind (siehe **Seite 57 f.**), und halten Sie diese in den Dehnphasen während der gesamten Übung. Achten Sie während der gesamten Übungszeit darauf, dass Ihre Brustwirbelsäule absolut gerade bleibt.
- **Gegenspannen:** Spannen Sie Ihren Kopf so gegen die haltenden Finger an, als ob Sie ihn nach hinten oben ziehen wollten. Stoppen Sie diese Kraft behutsam. (1)
- **Aktivdehnung:** Lösen Sie die Hände vom Kopf und ziehen Sie ihn aktiv noch einmal mit aller Kraft nach vorn unten. (2)

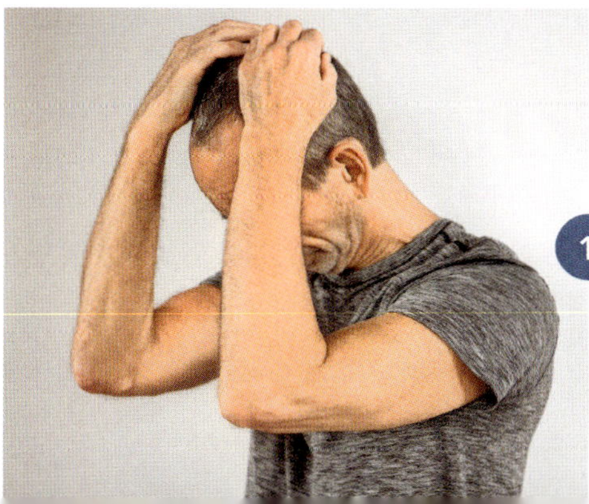
1

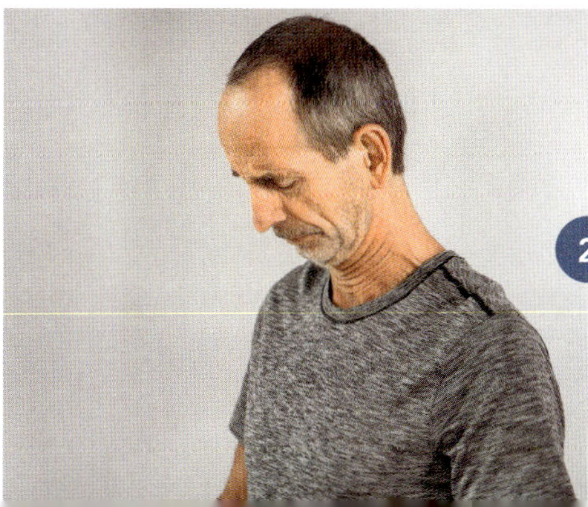
2

DIE BEUGER DER HALSWIRBELSÄULE DEHNEN

Diese Dehnung ist der Ausgleich zwischen vorn und hinten. Erschrecken Sie nicht, wenn sie sich recht unangenehm anfühlt. Das zeigt, wie nötig sie ist. Seien Sie sehr behutsam und vorsichtig, aber optimistisch: Pro Übungstag ein Millimeter mehr ergibt nach zehn Tagen einen Zentimeter.

GRUNDÜBUNG

- **Position:** Setzen Sie sich bequem und gerade hin, zur Unterstützung sollten Sie sich anlehnen. Legen Sie Zeige- und Mittelfinger einer Hand gegen die Stirn. Richten Sie sich angelehnt noch einmal bewusst sehr gerade auf. Drücken Sie nun gegen die Stirn und damit Ihren Kopf nach hinten. Achtung, wichtig: Achten Sie darauf, dass Kinn und Stirn so lange wie möglich gerade nach hinten gehen. Das bedeutet, dass Ihr Kinn sich zu Beginn immer mehr dem Kehlkopf nähert. Um das besser zu kontrollieren, können Sie den Zeigefinger der anderen Hand an Ihr Kinn legen. Je nach Dehnungszustand kommt es dazu, dass Sie mit der Stirn nicht weiter zurückkommen, wenn Ihr Kinn den gleichen Weg gehen soll. In diesem Moment heben Sie das Kinn so minimal an wie nötig, damit Ihre Stirn weiter zurückgehen kann. Je weiter Sie Ihre Halswirbelsäule nach hinten überstrecken, desto mehr muss Ihr Kinn abheben, bis Sie es am Ende so weit wie möglich nach oben heben, damit Ihre Stirn immer weiter nach oben hinten kommt.
- **Dehnen:** Steigern Sie das Überstrecken wie eben beschrieben, bis Sie in der richtigen Intensität sind (siehe **Seite 57 f.**), und halten Sie diese in den Dehnphasen während der gesamten Übung. Achten Sie während der gesamten Übungszeit darauf, dass Ihr Kinn immer so dicht wie möglich am Hals bleibt.
- **Gegenspannen:** Spannen Sie Ihren Kopf so gegen die haltenden Finger an, als ob Sie ihn nach vorn oben ziehen wollten. Achten Sie darauf, den Kopf beim Gegenspannen nicht zu überstrecken, sondern die Position exakt so zu halten. Wenn nötig, spannen Sie nur weniger stark an. Stoppen Sie diese Kraft behutsam. (1)
- **Aktivdehnung:** Lösen Sie die Finger von der Stirn und ziehen Sie Ihren Kopf aktiv noch einmal mit aller Kraft nach hinten unten. (2)

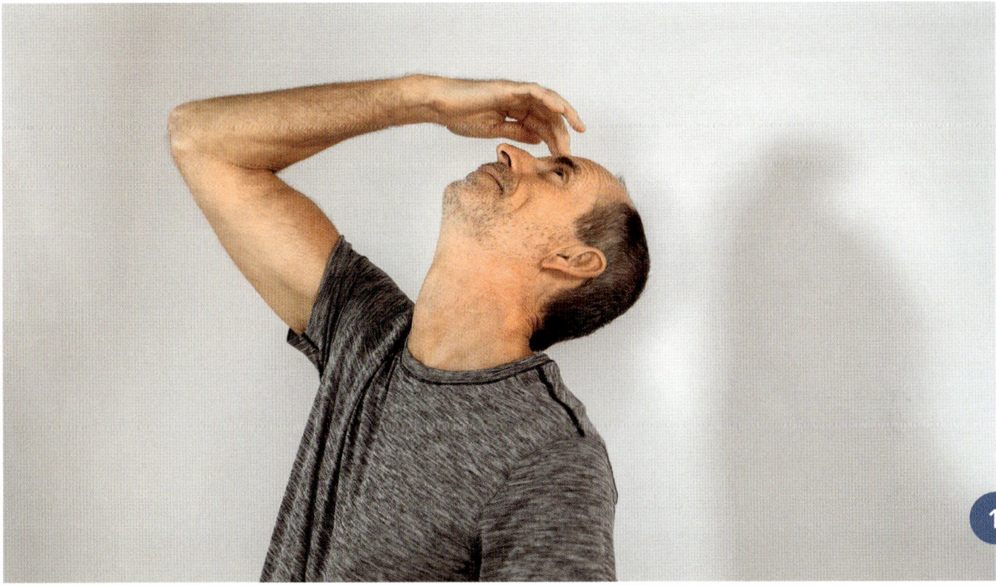

1

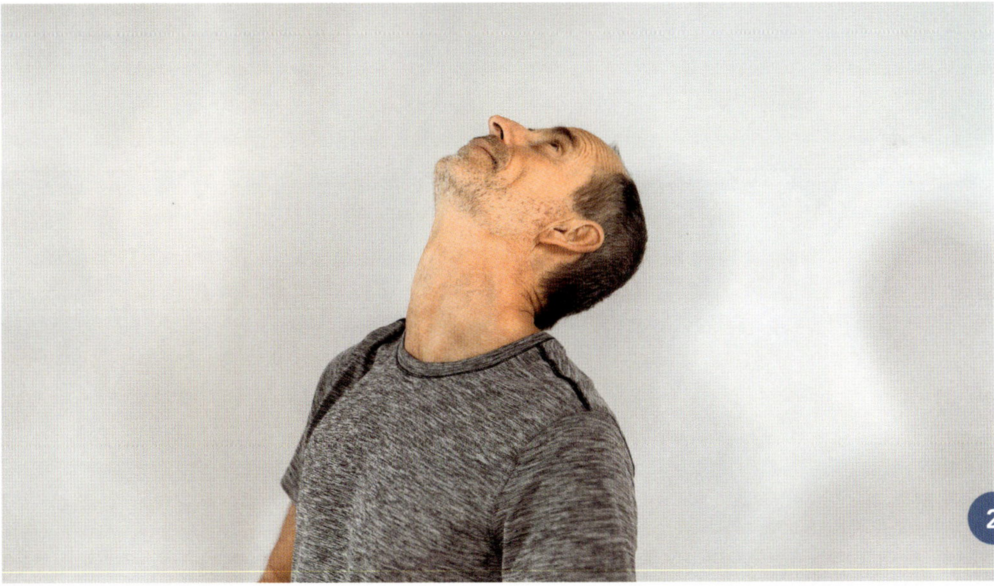

2

DIE BRUSTMUSKELN IN DER ECKE DEHNEN

Diese Dehnung ist besonders wichtig, weil viele Menschen durch die Schreibtischarbeit oder das Sitzen am Tisch deutlich verkürzte Brustmuskeln haben, die zur Fehlhaltung und reaktivem Anspannen der Nackenregion beitragen. Holen Sie sich sofort spürbares Wohlgefühl.

GRUNDÜBUNG

- **Position:** Stellen Sie sich vor eine Ecke oder einen Türrahmen und nehmen Sie die Arme so zur Seite, dass die Daumen nach oben zeigen. Heben Sie die Arme auf einen aufsteigenden Winkel von etwa 10 Grad an. Dies erreichen Sie, wenn Sie den Arm etwa so weit heben, dass der kleine Finger in der Höhe ist, wo vorher der Zeigefinger war. Gehen Sie nun nach vorn, bis Ihre Hände die Wände berühren und Ihre vollständig gestreckten Arme dadurch nach hinten gedrückt werden. Sie sollten eine leichte Dehnung in der Brust, den Schultern oder auch

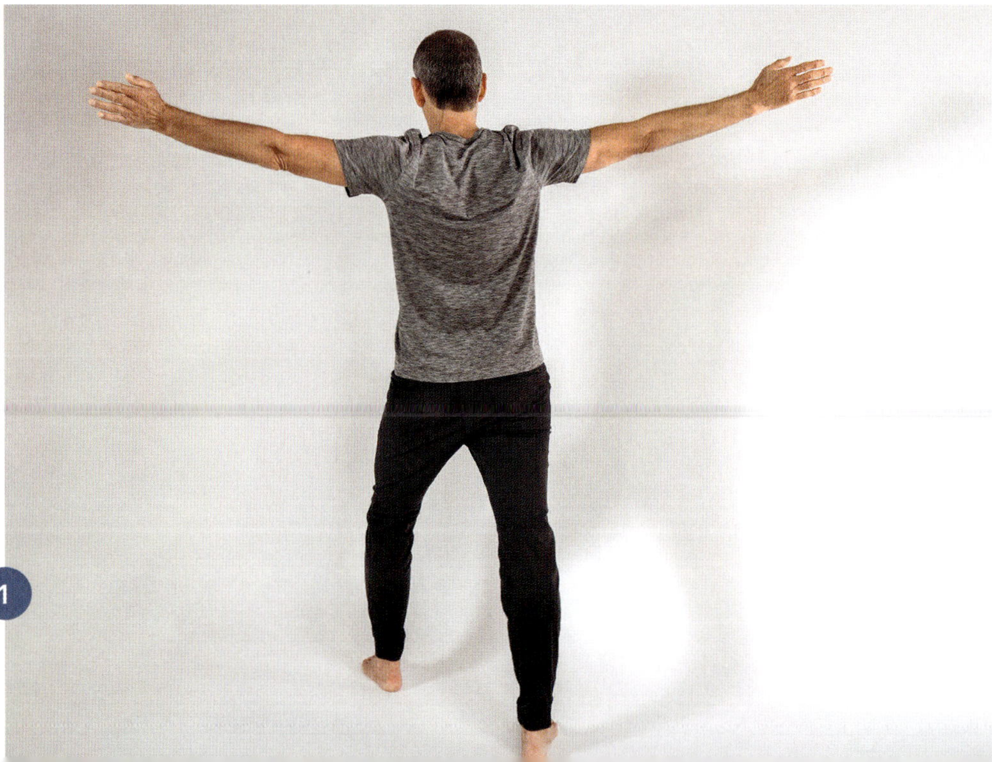

1

in den Armen spüren. Stellen Sie nun einen Fuß einen halben Schritt zurück und den anderen einen halben Schritt nach vorn.

- **Dehnen:** Steigern Sie die Dehnung, indem Sie das vordere Bein beugen, bis Sie in der richtigen Intensität sind (siehe **Seite 57 f.**), und halten Sie diese die gesamten Dehnphasen über.
- **Gegenspannen:** Spannen Sie Ihre Hände und Arme so gegen die Wände, als ob Sie diese wegschieben wollten. Stoppen Sie diese Kraft behutsam. (1)
- **Aktivdehnung:** Gehen Sie einen Schritt zurück, sodass die Hände sich von den Wänden lösen, und versuchen Sie dabei, die erreichte Dehnung zu erhalten. Ziehen Sie aktiv Ihre Arme mit aller Kraft so weit wie möglich nach hinten und erhalten Sie dabei den Zehn-Grad-Winkel weiterhin aufrecht. (2)

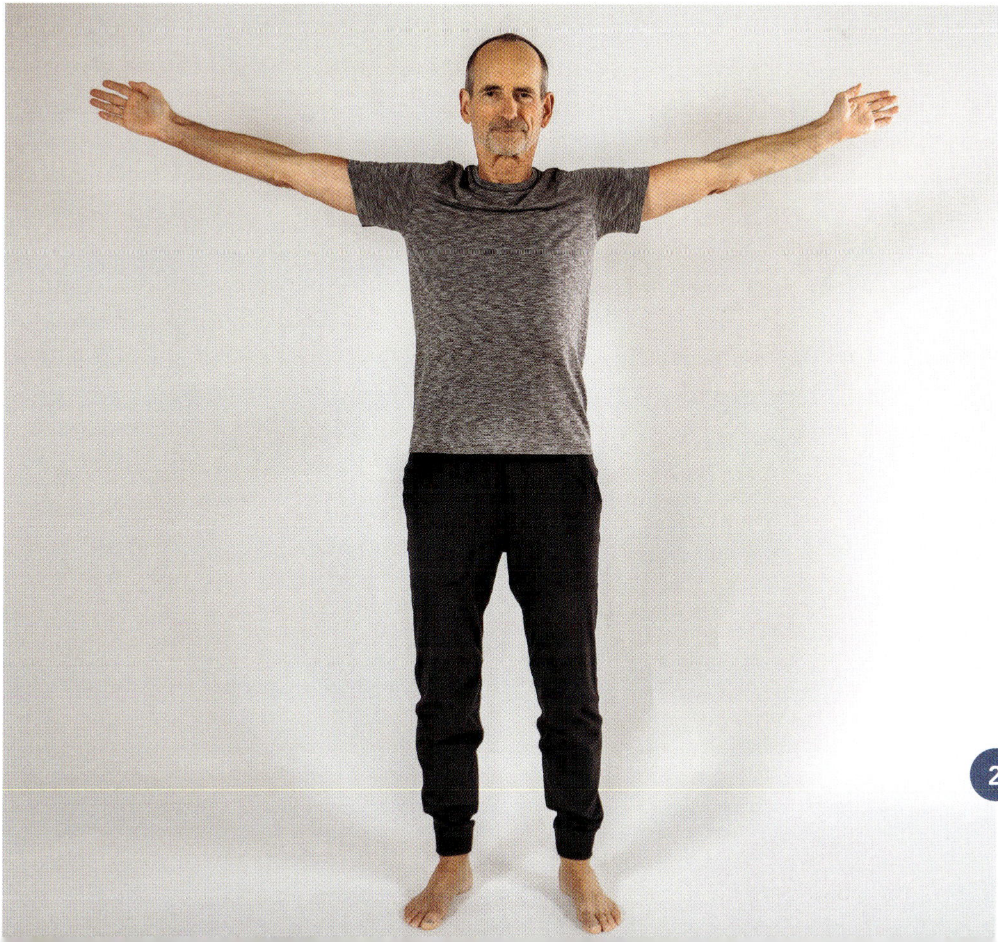

2

DIE BRUSTMUSKELN MIT DEM SCHULTERRETTER DEHNEN

Wenn keine Ecke und kein Türrahmen vorhanden ist oder wenn Sie diese Übung überall machen und die »Ecke« in Ihrer Hosentasche mitnehmen möchten, dann bietet sich der Schulterretter als optimale Lösung an.

GRUNDÜBUNG

- **Position:** Stellen Sie sich hin oder sitzen Sie aufrecht und stellen Sie Ihre Wirbelsäule möglichst gerade. Nehmen Sie den Schulterretter und greifen Sie in die beiden Schlaufen. Diese ermöglichen es Ihnen, mit gestreckten Ellbogen Ihre Arme von vorn nach hinten und wieder zurück nach vorn zu führen.
- **Dehnen:** Führen Sie diese Bewegung zwölfmal hintereinander in langsamer Geschwindigkeit aus.
- **Gegenspannen:** Stoppen Sie beim nächsten Durchgang an der Engpassstelle und ziehen Sie die Hände so stark wie möglich auseinander, als wollten Sie den Schulterretter länger ziehen. Wiederholen Sie das dreimal. Stoppen Sie diese Kraft behutsam. (1)
- **Dehnen:** Versuchen Sie anschließend, ob Sie den Schulterretter – auf einer Seite eine Schlaufe enger gegriffen – noch von vorn nach hinten und zurück führen können. Ist das möglich, wiederholen Sie in dieser engeren Einstellung noch zwölfmal die Durchführung von vorn nach hinten. Falls die Dehnung noch nicht ausreicht, beugen Sie die Arme ein bisschen – gerade so weit, dass Sie den Engpass überwinden können.
- **Aktivdehnung:** Lassen Sie den Schulterretter los und ziehen Sie die Arme noch einmal in der Engpassposition so weit wie möglich mit aller Kraft nach hinten. (2)

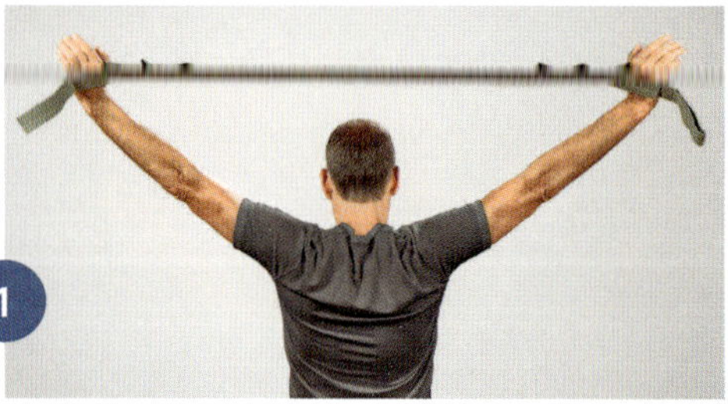

1

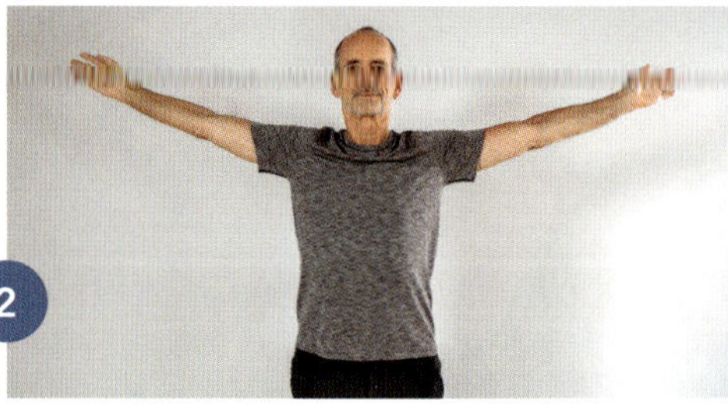

2

DIE TIEFEN STRECKER (ATLAS) DER HALSWIRBELSÄULE DEHNEN

Diese Dehnung ist dazu geeignet, die tiefe Muskulatur im Übergang von der Wirbelsäule zum Schädel und die entsprechenden Faszien, wenn möglich auch im Bereich des Atlas, zu dehnen.

GRUNDÜBUNG

- **Position:** Setzen Sie sich bequem und geradehin. Wenn Sie möchten, können Sie sich anlehnen. Legen Sie die Finger beider Hände so auf den Kopf, dass die Fingerspitzen das obere Ende des Hinterkopfes umgreifen. Die Ellbogen sollten wenn möglich nach vorn zeigen. Setzen Sie sich noch einmal bewusst sehr gerade auf, vor allem in der Brustwirbelsäule. Ziehen Sie nun den Kopf nach vorn unten und achten Sie dabei darauf, dass der Rücken gerade bleibt. Stellen Sie sich beim Ziehen vor, dass die Mitte Ihrer Halswirbelsäule nach hinten oben geht. Ziehen Sie, bis Sie die Dehnung im Bereich der Halswirbelsäule

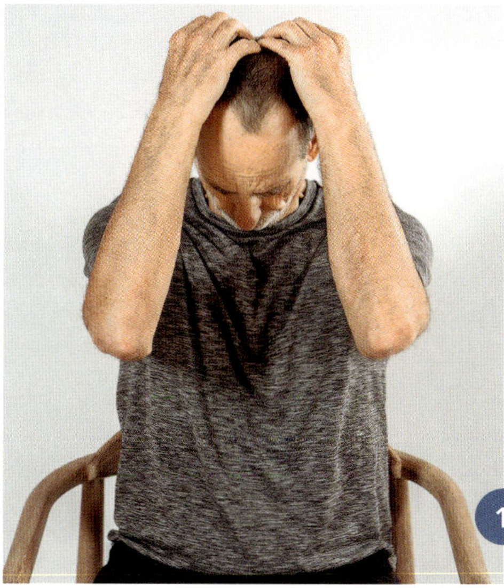

1

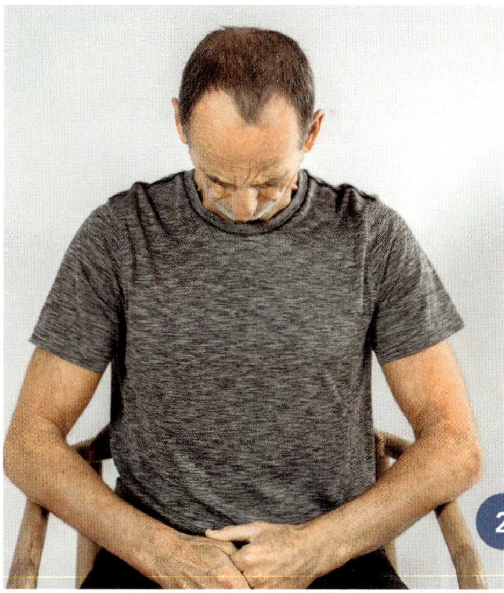

2

fühlen. Typisch für diese Dehnung ist, dass Sie dabei ein leichtes Brennen direkt an der Halswirbelsäule spüren.

- **Dehnen:** Steigern Sie den Zug des Kopfes nach vorn unten, bis Sie in der richtigen Intensität sind (siehe **Seite 57 f.**), und halten Sie diese in den Dehnphasen während der gesamten Übung. Achten Sie während der gesamten Übungszeit darauf, dass Ihre Brustwirbelsäule absolut gerade bleibt. (1)
- **Gegenspannen:** Spannen Sie Ihren Kopf so gegen die haltenden Finger an, als ob Sie ihn nach hinten oben ziehen wollten. Stoppen Sie diese Kraft behutsam. (2)
- **Dehnen nach links:** Greifen Sie nun mit den Fingern der linken Hand zur rechten hinteren Seite des Kopfes. Gleichzeitig lösen Sie Ihre rechte Hand vom Kopf, beugen den rechten Ellenbogen und ziehen ihn nach unten, sodass die rechte Schulter in die tiefstmögliche Position kommt. Ziehen Sie nun mit der linken Hand Ihren Kopf diagonal nach links unten, bis Sie auch hier in der richtigen Intensität sind. (3)
- **Gegenspannen nach rechts:** Spannen Sie Ihren Kopf so gegen die haltenden Finger an, als ob Sie ihn nach hinten oben rechts ziehen wollten. Stoppen Sie diese Kraft behutsam.
- **Aktivdehnung:** Lösen Sie die rechte Hand vom Kopf und ziehen Sie ihn aktiv noch einmal mit aller Kraft erst nach vorn unten,

3
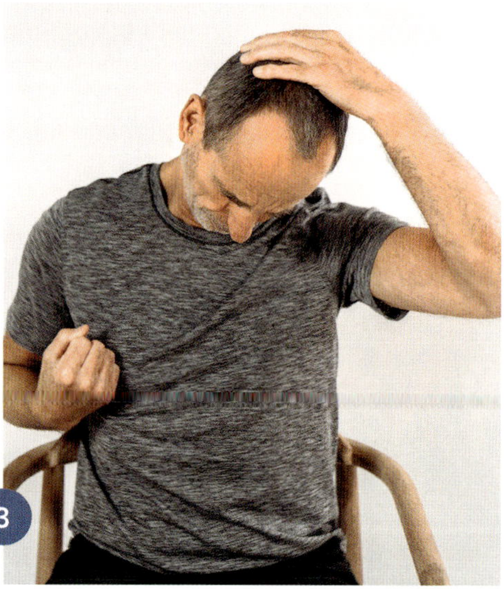

4
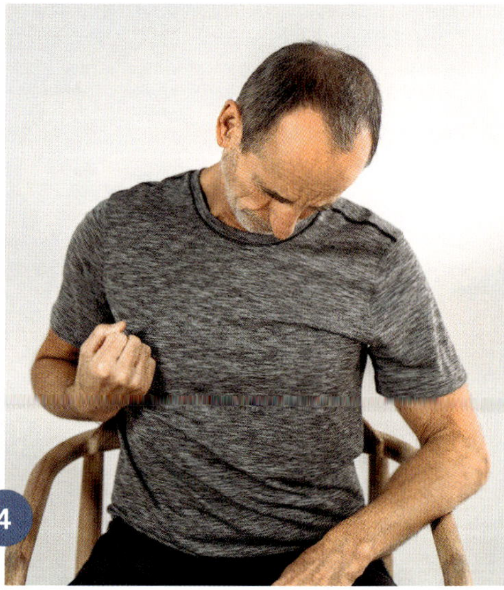

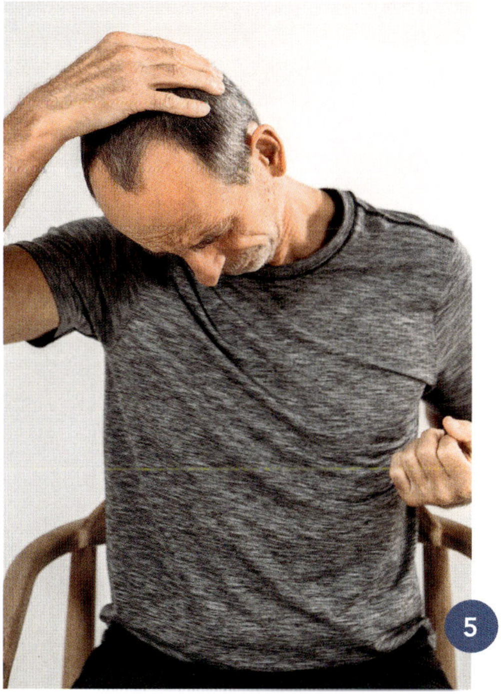

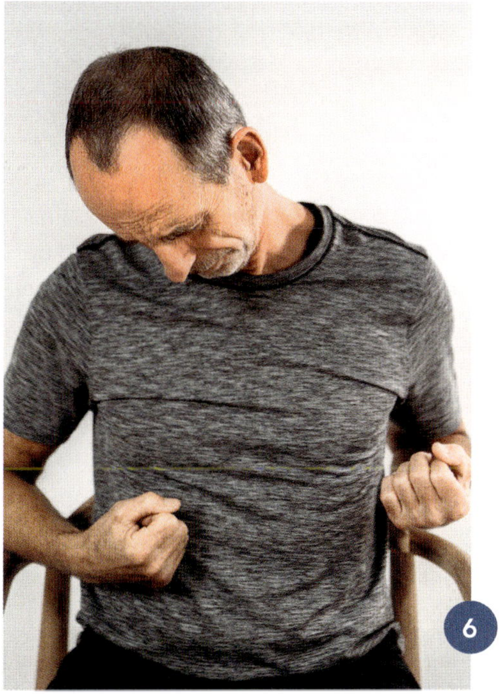

dann nach links und weiterhin nach unten sowie abschließend nach rechts und weiterhin nach unten. (4)

- **Dehnen nach rechts:** Greifen Sie nun mit den Fingern der rechten Hand zur linken hinteren Seite des Kopfes. Gleichzeitig lösen Sie Ihre linke Hand vom Kopf, beugen den linken Ellbogen und ziehen ihn nach unten, sodass die linke Schulter in die tiefstmögliche Position kommt. Ziehen Sie nun mit der rechten Hand Ihren Kopf diagonal nach rechts unten, bis Sie auch hier in der richtigen Intensität sind. (5)
- **Gegenspannen nach links:** Spannen Sie Ihren Kopf so gegen die haltenden Finger an, als ob Sie ihn nach hinten oben links ziehen wollten. Stoppen Sie diese Kraft behutsam.
- **Aktivdehnung:** Lösen Sie die rechte Hand vom Kopf und ziehen Sie ihn aktiv noch einmal mit aller Kraft erst nach vorn unten, dann nach rechts unten und abschließend nach links und weiterhin nach unten. (6)

DEN UNTEREN TEIL DER KAUMUSKULATUR DEHNEN

Diese Muskeln sind so gut wie immer viel zu angespannt und deswegen nicht bereit, genug nachzugeben. Das führt dazu, dass der Mund nicht weit genug geöffnet werden kann.

GRUNDÜBUNG

- **Position:** Setzen Sie sich aufrecht und bequem hin und spreizen Sie den Daumen einer Hand so weit wie möglich zur Seite. Legen Sie diesen Winkel auf Ihr Kinn und ziehen Sie den Unterkiefer nach unten, bis Sie die Dehnung im Kiefergelenk oder im Bereich der Wangen spüren.
- **Dehnen:** Steigern Sie das Öffnen des Kiefers auch dadurch, dass Sie zusätzlich versuchen, den Mund durch eigene Kraft weiter zu öffnen. Ziehen Sie den Kiefer nach unten, bis Sie in der richtigen Intensität sind (siehe **Seite 57 f.**), und halten Sie diese in den Dehnphasen während der gesamten Übungszeit.
- **Gegenspannen:** Spannen Sie den Unterkiefer so gegen die haltende Hand an, als ob Sie Ihren Mund schließen wollten. Stoppen Sie diese Kraft behutsam. (1)
- **Aktivdehnung:** Lösen Sie die Hand vom Kinn und öffnen Sie den Mund aktiv mit aller Kraft noch einmal so weit wie möglich. (2)

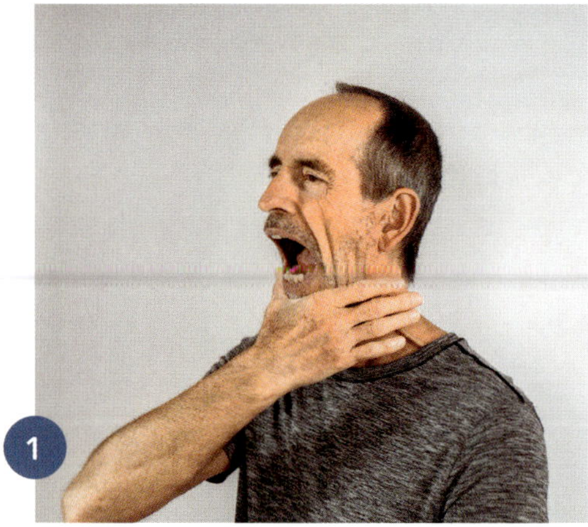

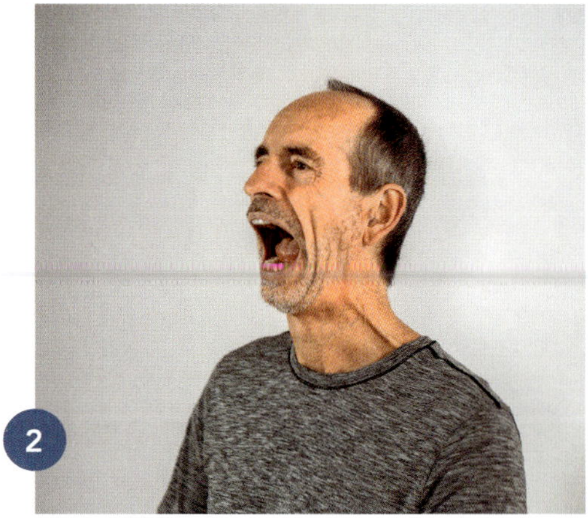

DEN OBEREN TEIL DER KAUMUSKULATUR DEHNEN

Auch diese Muskelstränge sind meist extrem verspannt. Das wirkt sich nicht nur auf die Funktion des Kiefergelenkes aus, sondern kann auch zur Kompression von Blutgefäßen führen.

GRUNDÜBUNG

- **Position:** Setzen Sie sich bequem hin und öffnen Sie Ihren Mund leicht. Legen Sie die rechte Hand mit dem Zeigefinger gegen den unteren Rand des linken Unterkiefers. Ziehen Sie Ihren Unterkiefer nach rechts, bis Sie die Dehnung an der linken Gesichtsseite oder sogar bis in die Schläfe spüren.
- **Dehnen:** Steigern Sie den Zug des Unterkiefers nach rechts, bis Sie in der richtigen Intensität sind (siehe **Seite 57 f.**), und halten Sie diese in den Dehnphasen während der gesamten Übung.
- **Gegenspannen:** Spannen Sie so gegen die haltende Hand an, als ob Sie Ihren Unterkiefer nach links ziehen wollten. Stoppen Sie diese Kraft behutsam. (1)
- **Aktivdehnung:** Lösen Sie die Hand vom Unterkiefer und ziehen Sie ihn aktiv mit aller Kraft so weit nach rechts wie möglich. (2)

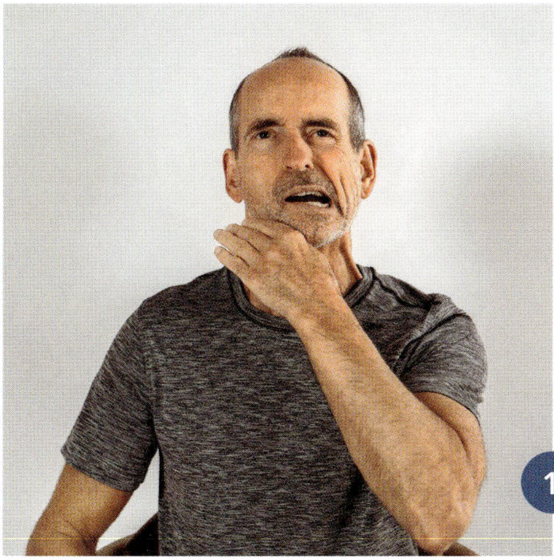

1

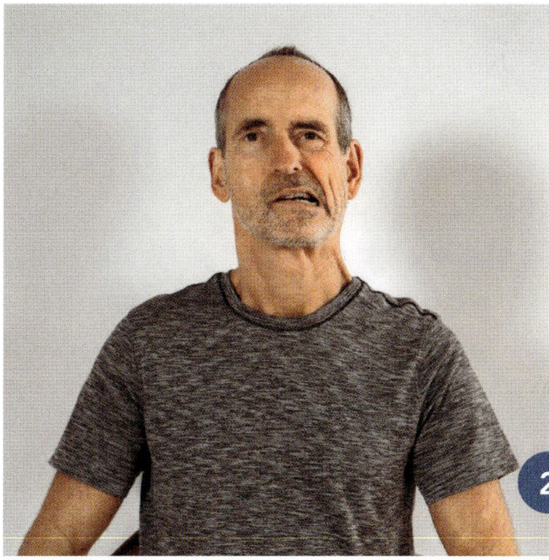

2

DIE KAUMUSKELN MIT DEM KIEFERRETTER DEHNEN

Das Dehnen mit dem Kieferretter erleichtert Ihnen das Üben erheblich und spart eine Menge Zeit, da Sie immer nebenbei üben können, während Sie andere Dinge tun.

GRUNDÜBUNG

- **Position:** Setzen Sie sich bequem hin und öffnen Sie Ihren Mund so weit wie möglich. Testen Sie nun, welche Länge des Kieferretters gerade so zwischen Ihre vorderen oberen und unteren Zähne passt, dass Sie in der richtigen Dehnungsintensität sind. Sollte die Intensität während der Übung zu gering werden, wechseln Sie bei einem der beiden Einsätze zu einem größeren.
- **Dehnen:** Halten und steigern Sie die Öffnung so weit wie möglich und bleiben Sie immer in der richtigen Intensität (siehe **Seite 57 f.**).
- **Gegenspannen:** Spannen Sie so gegen den Kieferretter an, als ob Sie Ihren Mund schließen wollten. Stoppen Sie diese Kraft behutsam. (1)
- **Aktivdehnung:** Halten Sie den Kieferretter und versuchen Sie, die Zähne so weit wie möglich von ihm abzuheben. (2)

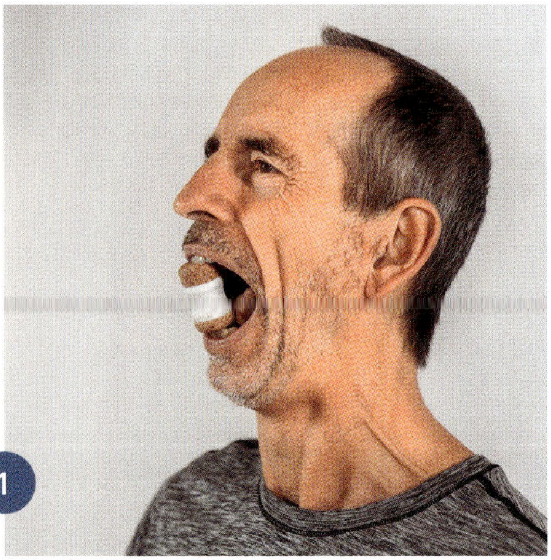

1

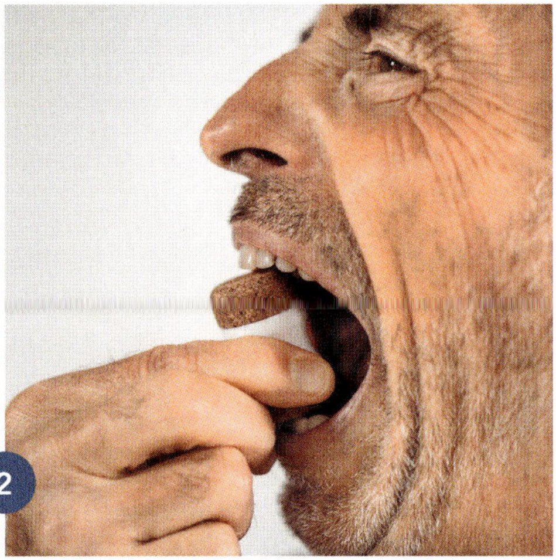

2

SPEZIELLE KIEFERGELENKSMUSKELN DEHNEN

Diese tiefliegenden Muskeln tragen, wenn sie zu angespannt und die Faszien verfilzt und verkürzt sind, dazu bei, dass Kräfte vom Gelenk weg auf den Unterkiefer wirken können.

GRUNDÜBUNG

- **Position:** Setzen Sie sich bequem hin und öffnen Sie leicht Ihren Mund. Nehmen Sie beide Hände und üben Sie einen so starken Druck gegen Ihr Kinn aus, dass es nach hinten gedrückt wird. Unterstützen Sie die Dehnung dadurch, dass Sie Ihr Kinn gleichzeitig auch aus eigener Kraft nach hinten ziehen.
- **Dehnen:** Steigern Sie das Drücken des Kinns nach hinten, bis Sie in der richtigen Intensität sind (siehe **Seite 57 f.**), und halten Sie diese in den Dehnphasen während der gesamten Übung.
- **Gegenspannen:** Spannen Sie so gegen die haltenden Hände an, als ob Sie Ihr Kinn nach vorn ziehen wollten. Stoppen Sie diese Kraft behutsam. (1)
- **Aktivdehnung:** Lösen Sie die Hände vom Kinn und ziehen Sie es aktiv mit aller Kraft nach hinten. (2)

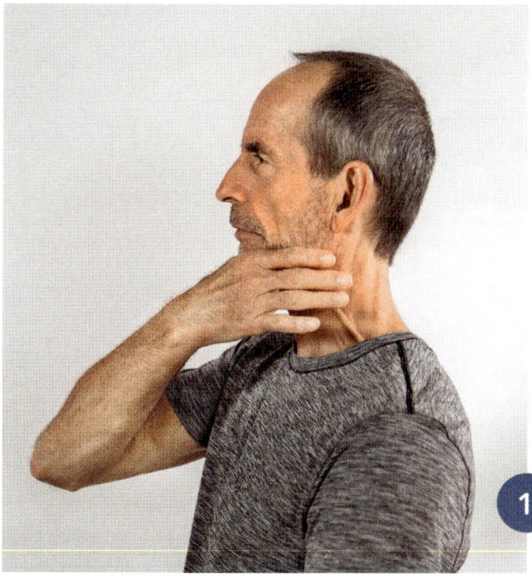

1

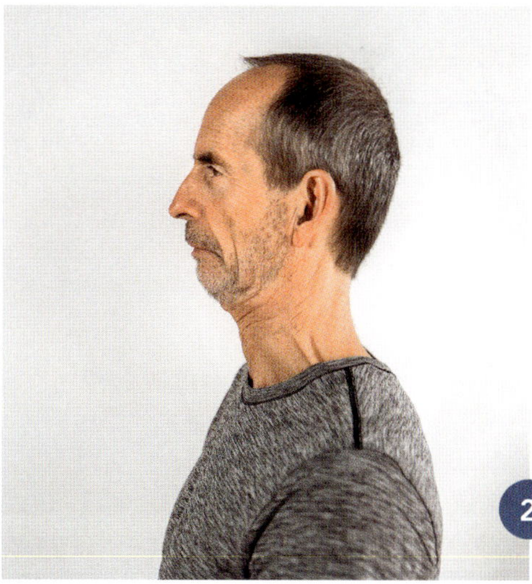

2

DIE DEN AUGAPFEL BEWEGENDEN MUSKELN DEHNEN

Weil ein großer Teil unseres Alltags heutzutage vor Bildschirmen passiert, bewegen sich unsere Augen viel zu wenig. Die Muskeln »frieren« regelrecht ein und »verkürzen«.

DIE DEN AUGAPFEL NACH UNTEN DREHENDEN MUSKELN DEHNEN

GRUNDÜBUNG

- **Position:** Setzen oder legen Sie sich bequem hin. Schließen Sie die Augen und schauen Sie so weit wie möglich nach oben. Falls sich dabei die Augen öffnen, ist das in Ordnung. Nehmen Sie die Daumen horizontal vor Ihre Augen und stabilisieren Sie Ihre Hände, indem Sie die Spitzen der Zeige-, Mittel- und Ringfinger an die Schläfen legen. Legen Sie vorsichtig die Daumenspitzen in den unteren Augenspalt und unterstützen Sie ganz sacht das Nach-oben-Schauen. Bitte beachten Sie, dass die Daumenbeere dem Augapfel zugewandt ist, nicht der Daumennagel.
- **Dehnen:** Strengen Sie sich mehr an, die Augen nach oben zu drehen, unterstützen Sie das weiter sehr vorsichtig mit Ihren Daumenbeeren, bis Sie in der richtigen Intensität sind (siehe **Seite 57 f.**), und halten Sie diese in den Dehnphasen während der gesamten Übung. **Gegenspannen:** Spannen Sie so gegen die unterstützenden Daumenbeeren an, als ob Sie nach unten schauen wollten. Bei den Augen ist dieses Gegenhalten, ohne dass die Augäpfel sich bewegen, natürlich fast nicht möglich. Versuchen Sie es trotzdem, so gut es geht. Stoppen Sie diese Kraft behutsam. (1)
- **Aktivdehnung:** Lösen Sie die Daumen von den Augen und schauen Sie noch einmal mit aller Kraft so weit wie möglich aktiv nach oben. (2)

1

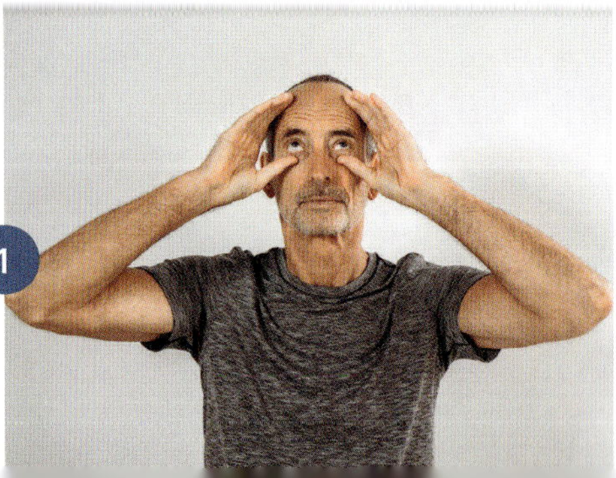

2

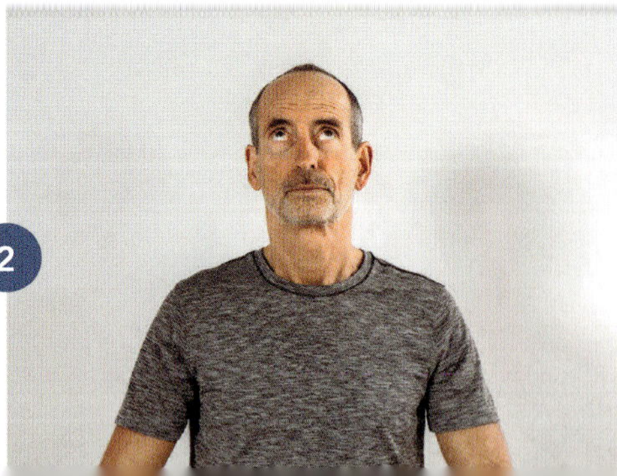

DIE DEN AUGAPFEL NACH OBEN DREHENDEN MUSKELN DEHNEN

GRUNDÜBUNG

- **Position:** Setzen oder legen Sie sich bequem hin. Schließen Sie die Augen und schauen Sie so weit wie möglich nach unten. Falls sich dabei die Augen öffnen, ist das in Ordnung. Nehmen Sie Ihre Zeigefinger horizontal vor Ihre Augen und stabilisieren Sie Ihre Hände, indem Sie die Daumen auf das jeweilige Jochbein legen. Legen Sie sehr vorsichtig Ihre Zeigefingerspitzen in den oberen Augenspalt und unterstützen Sie ganz sacht das Nach-unten-Schauen. Beachten Sie, dass die Fingerbeere dem Augapfel zugewandt ist, nicht der Fingernagel.
- **Dehnen:** Strengen Sie sich mehr an, die Augen nach unten zu drehen, unterstützen Sie das weiter sehr vorsichtig mit Ihren Zeigefingerbeeren, bis Sie in der richtigen Intensität sind (siehe **Seite 57 f.**), und halten Sie diese in den Dehnphasen während der gesamten Übung.

Gegenspannen: Spannen Sie so gegen die unterstützenden Daumenbeeren an, als ob Sie nach oben schauen wollten. Bei den Augen ist dieses Gegenhalten, ohne dass die Augäpfel sich bewegen, natürlich fast nicht möglich. Versuchen Sie es trotzdem, so gut es geht. Stoppen Sie diese Kraft behutsam. (1)

- **Aktivdehnung:** Lösen Sie die Zeigefinger von den Augen und schauen Sie noch einmal mit aller Kraft so weit wie möglich aktiv nach unten. (2)

> **WICHTIG**
> Seien Sie bei den Augenübungen noch viel vorsichtiger als bei den Körperübungen und mindern Sie beim geringsten Missgefühl die Intensität (weniger unterstützen).

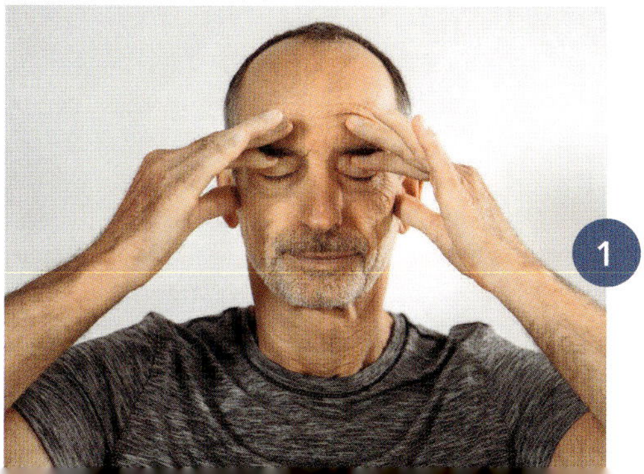

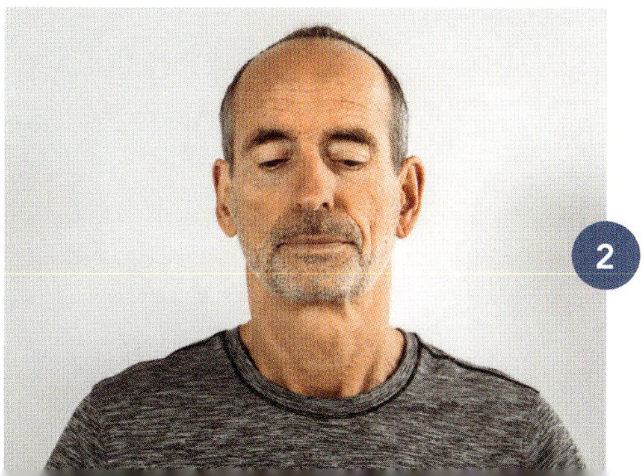

DIE DEN AUGAPFEL NACH RECHTS DREHENDEN MUSKELN DEHNEN

GRUNDÜBUNG

- **Position:** Setzen oder legen Sie sich bequem hin. Schließen Sie die Augen und schauen Sie so weit wie möglich nach links. Falls sich dabei die Augen öffnen, ist das in Ordnung. Halten Sie Ihren rechten Zeigefinger senkrecht nach oben vor Ihr rechtes Auge, sodass die Fingerbeere nach links zeigt, und stabilisieren Sie Ihre rechte Hand, indem Sie den rechten Daumen gegen Ihren rechten Unterkiefer legen. Halten Sie Ihren linken Zeigefinger senkrecht nach unten vor Ihr linkes Auge, sodass die Fingerbeere nach links zeigt, und stabilisieren Sie Ihre linke Hand, indem Sie den linken Daumen gegen Ihre linke Schläfe legen. Legen Sie sehr vorsichtig Ihre rechte Zeigefingerspitze in den rechten Augenspalt des rechten Auges, die linke Fingerspitze in den rechten Augenspalt des linken Auges und unterstützen Sie bei beiden Augen ganz sacht das Nach-links-Schauen. Bitte beachten Sie, dass die Fingerbeeren jeweils dem Augapfel zugewandt sind, nicht die Fingernägel.
- **Dehnen:** Strengen Sie sich mehr an, mit den Augen nach links zu schauen, unterstützen Sie das weiter sehr vorsichtig mit Ihren Zeigefingerbeeren, bis Sie in der richtigen Intensität sind (siehe **Seite 57 f.**), und halten Sie diese in den Dehnphasen während der gesamten Übung.
- **Gegenspannen:** Spannen Sie so gegen die unterstützenden Daumenbeeren an, als ob Sie nach rechts schauen wollten. Bei den Augen ist dieses Gegenhalten, ohne dass die Augäpfel sich bewegen, natürlich fast nicht möglich. Versuchen Sie es trotzdem, so gut es geht. Stoppen Sie diese Kraft behutsam. (1)
- **Aktivdehnung:** Lösen Sie die Zeigefinger von den Augen und schauen Sie noch einmal mit aller Kraft so weit wie möglich aktiv nach links. (2)

1

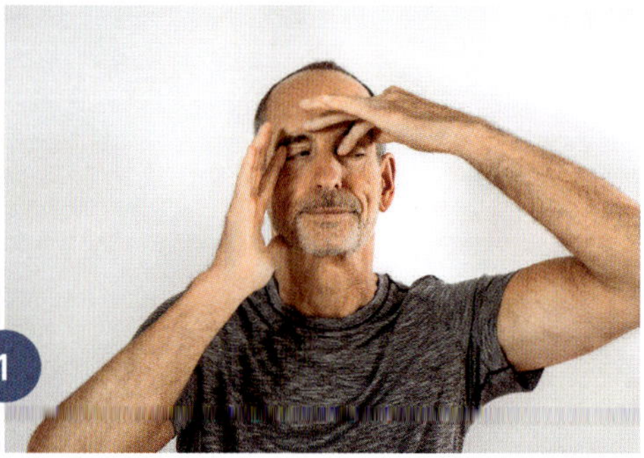

2

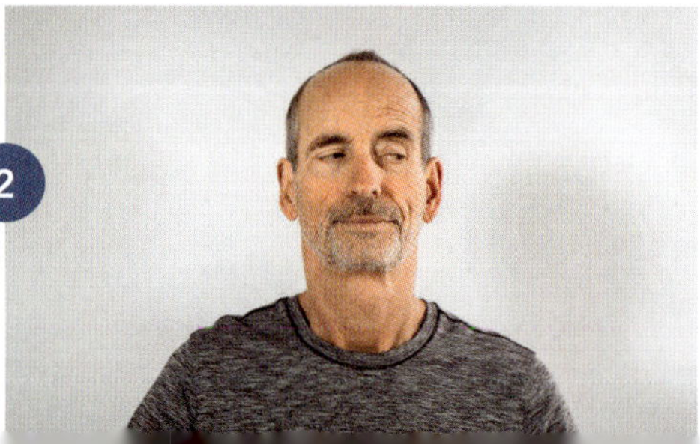

DIE DEN AUGAPFEL NACH LINKS DREHENDEN MUSKELN DEHNEN

GRUNDÜBUNG

- **Position:** Setzen oder legen Sie sich bequem hin. Schließen Sie die Augen und schauen Sie so weit wie möglich nach rechts. Falls sich dabei die Augen öffnen, ist das in Ordnung. Halten Sie Ihren linken Zeigefinger senkrecht nach oben vor Ihr linkes Auge, sodass die Fingerbeere nach rechts zeigt, und stabilisieren Sie Ihre linke Hand, indem Sie den linken Daumen gegen Ihren linken Unterkiefer legen. Halten Sie Ihren rechten Zeigefinger senkrecht nach unten vor Ihr rechtes Auge, sodass die Fingerbeere nach rechts zeigt, und stabilisieren Sie Ihre rechte Hand, indem Sie den Daumen gegen Ihre rechte Schläfe legen. Legen Sie sehr vorsichtig Ihre linke Zeigefingerspitze in den linken Augenspalt des linken Auges, die rechte Fingerspitze in den linken Augenspalt des rechten Auges und unterstützen Sie bei beiden Augen ganz sacht das Nach-rechts-Schauen. Bitte beachten Sie, dass die Fingerbeeren jeweils dem Augapfel zugewandt sind, nicht die Fingernägel.
- **Dehnen:** Strengen Sie sich mehr an, mit den Augen nach rechts zu schauen, unterstützen Sie das weiter sehr vorsichtig mit Ihren Zeigefingerbeeren, bis Sie in der richtigen Intensität sind (siehe **Seite 57 f.**), und halten Sie diese in den Dehnphasen während der gesamten Übung. Seien Sie bei den Augenübungen noch viel vorsichtiger als bei den Körperübungen und mindern Sie beim geringsten schlechten Gefühl die Intensität, unterstützen Sie also weniger.
- **Gegenspannen:** Spannen Sie so gegen die unterstützenden Daumenbeeren an, als ob Sie nach links schauen wollten. Bei den Augen ist dieses Gegenhalten, ohne dass die Augäpfel sich bewegen, natürlich fast nicht möglich. Versuchen Sie es trotzdem, so gut es geht. Stoppen Sie diese Kraft behutsam. (1)
- **Aktivdehnung:** Lösen Sie die Zeigefinger von den Augen und schauen Sie noch einmal mit aller Kraft so weit wie möglich aktiv nach rechts. (2)

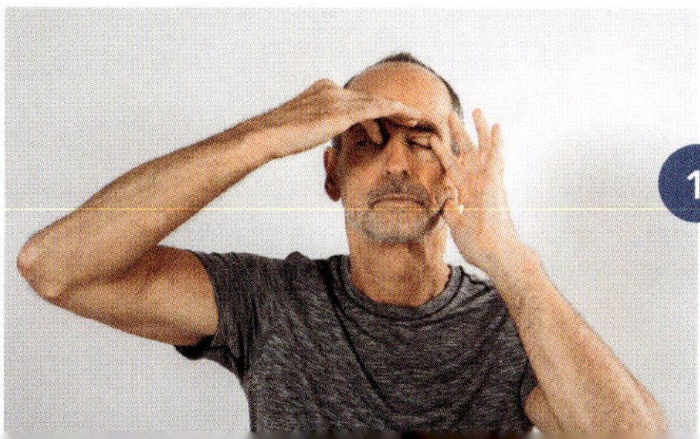
1

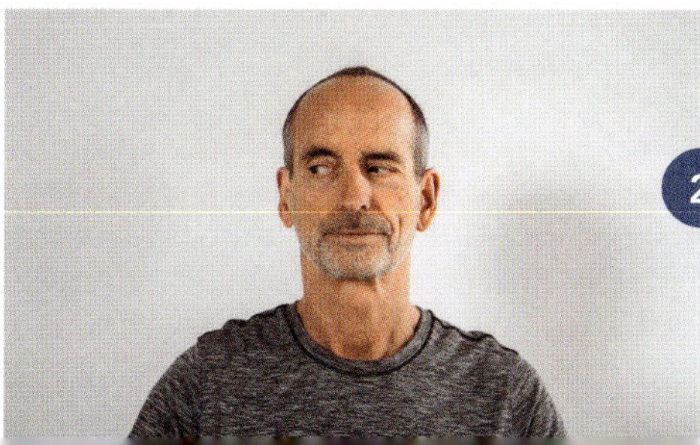
2

DIE AUGENÜBUNG FÜR DIE VIER HIMMELSRICHTUNGEN

Diese Übung ist sehr gut für zwischendurch geeignet. Wenn die Augen vor Anstrengung brennen und tränen, kann sie für Wohlbefinden sorgen. Am besten machen Sie sie auch immer wieder einmal bei konzentrierter Bildschirmarbeit.

GRUNDÜBUNG

- **Position:** Setzen oder legen Sie sich bequem hin und schließen Sie die Augen.
- **Aktivdehnungen:** Schauen Sie behutsam, aber langsam steigernd, bis Sie all Ihre Augenkraft einsetzen, aktiv so weit wie möglich nach oben (»Norden«). Heben Sie dabei nicht den Kopf mit an. Falls sich dabei die Augen öffnen, ist das in Ordnung. (1) Schauen Sie dann in die Gegenrichtung, nach unten (»Süden«), aber senken Sie nicht Ihren Kopf. (2) Anschließend schauen Sie so weit wie möglich nach rechts (»Osten«). Achten Sie darauf, dass Sie dabei den Kopf gerade halten und nicht mitdrehen, dass die Nase also weiterhin nach vorn zeigt. Zur Kontrolle können Sie sich mit dem Zeigefinger an die Nase fassen. (3) Zum Schluss dieser Runde schauen Sie noch einmal so weit wie möglich nach links (»Westen«). Auch dabei darf der Kopf sich nicht mitdrehen. (4)
- Wiederholen Sie diesen Ablauf je nach der Ihnen zur Verfügung stehenden Zeit viermal, zwölfmal, 24-mal oder 36-mal. Sie können dabei auch die Reihenfolge der vier »Himmelsrichtungen« wechseln. Achten Sie aber darauf, dass Sie immer nacheinander in die Gegenrichtung schauen. Mögliche Abläufe sind also: Süden, Norden, Osten, Westen oder Norden, Süden, Westen, Osten usw.

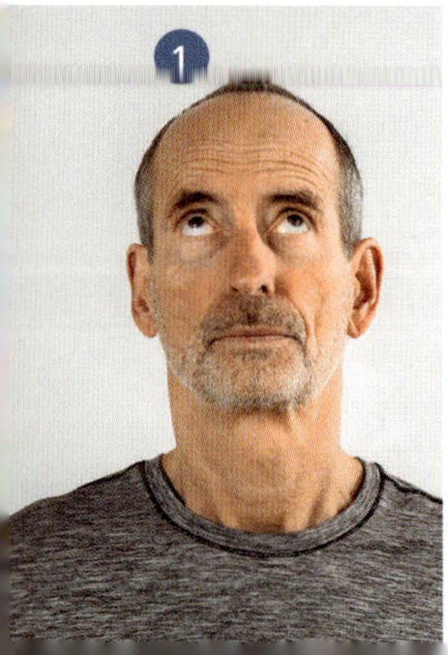

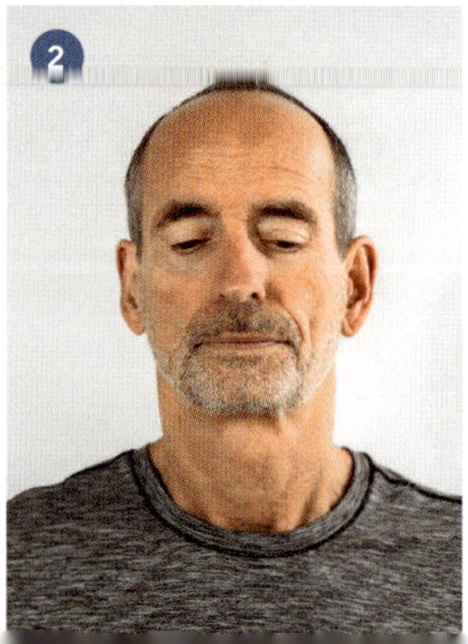

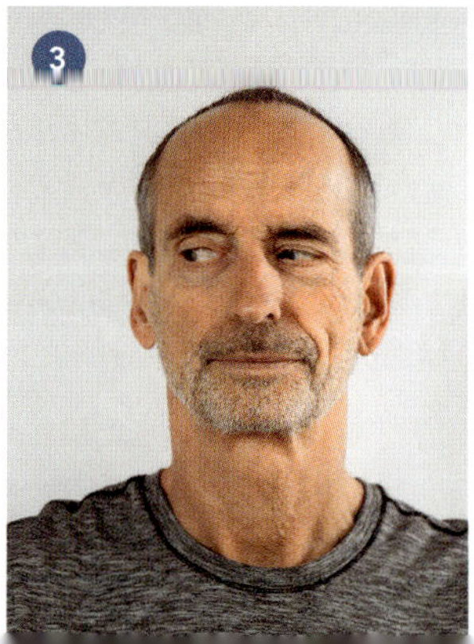

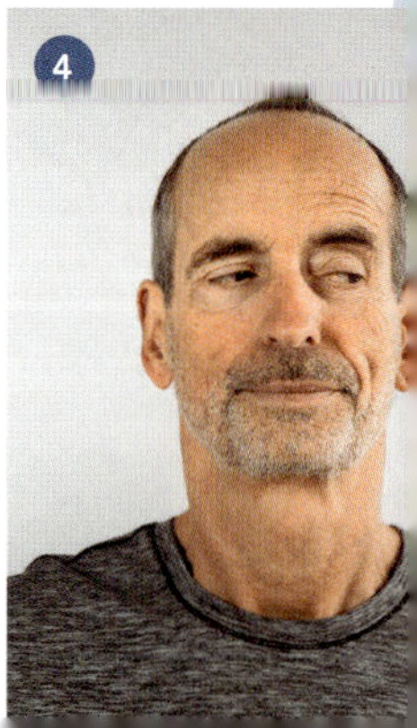

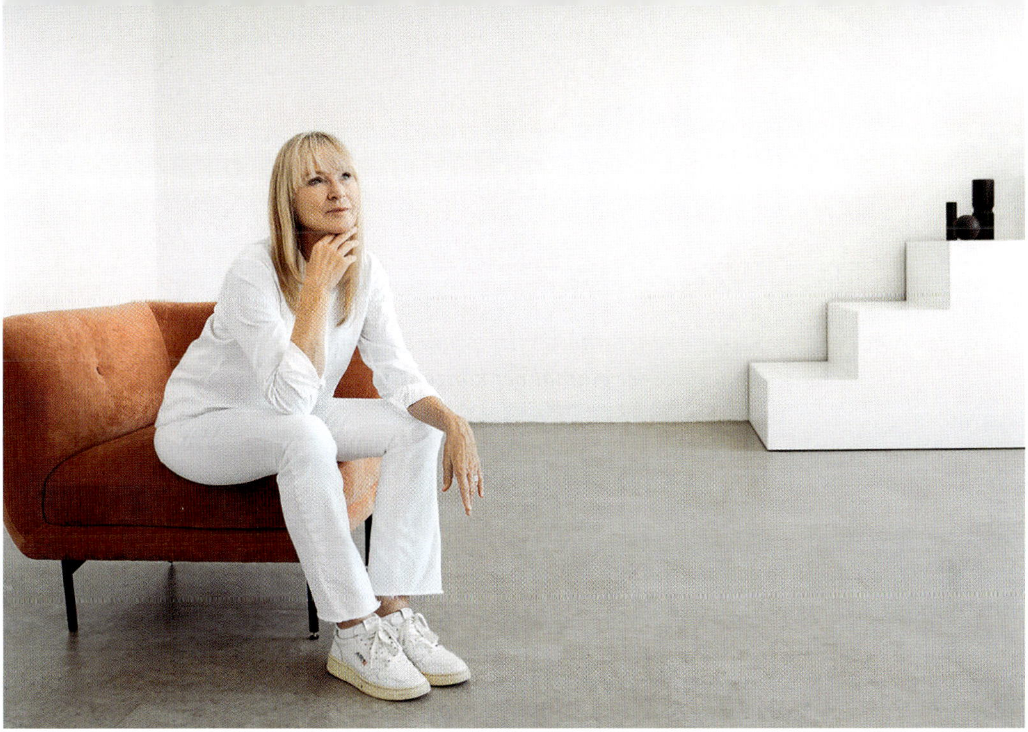

FASZIEN-ROLLMASSAGE

Wir haben unsere Faszien-Rollmassage vor allem deshalb entwickelt, um den Effekt der Dehn-Kräftigungs-Übungen zu unterstützen und Ihnen dabei zu helfen, diese noch besser auszuführen – und das gleich auf zwei Ebenen: Auf der einen Seite regt die Massage den Stoffwechsel im Bereich des Kopfes an, auf der anderen lässt sie Muskeln und Faszien entspannter und flexibler werden.

WIRKUNG AUF ZWEI EBENEN

Die erste Wirkungsebene ist die des Stoffwechsels. Wenn Sie Kopfschmerzen haben, dann ist das oft untrennbar damit verbunden, dass der Stoffwechsel in der Umgebung der Halswirbelsäule heruntergefahren ist, weil er direkt von der Muskelbewegung beeinflusst wird. Diese wirkt wie eine Pumpe und unterstützt den Blutkreislauf und das Lymphsystem dabei, wichtige Nährstoffe zu den Zellen und Stoffwechselabfälle zu den Ausscheidungsorganen zu bringen. Wenn Bewegungsmangel und vor allem langes Sitzen den Alltag bestimmen, gerät dieses System unserer Einschätzung nach mit der Zeit gehörig aus den Fugen. Sie können sich das wie einen Teich vorstellen, der einen viel zu geringen Zu- und Ablauf hat und in dem Schlingpflanzen (verfilzte Faszien) wuchern: Er wird immer mehr aus seinem natürlichen Gleichgewicht geraten. Vergleichbares spielt sich im Körpergewebe bei fehlender Bewegung und minimiertem Stoffwechsel ab.

Mithilfe unserer Faszien-Rollmassage regen Sie diesen Stoffwechsel gezielt wieder an. Dadurch, dass die Fasziengewebe ausgedrückt werden wie ein Schwamm, wird das »schmutzige Wasser« herausgedrückt und frisches kann aus dem Kapillarsystem nachfließen. Dadurch können Stoffwechselabfälle (Zellreste, überschüssiges Eiweiß und andere abgelagerte Stoffe, die nicht ausgeschieden werden konnten) wieder »in Umlauf gebracht« werden, damit sie dorthin gelangen, wo der Körper sie verwenden, recyceln oder ausscheiden kann. Da bei Kopfschmerzen parallel der Knorpel und andere Bereiche in und um die Halswirbelsäule herum hungern, wollen wir Nährstoffe und Sauerstoff dorthin »schieben«, wo der Körper sie braucht, um zu reparieren, zu renovieren oder die Vorratsspeicher zu füllen. Je mehr Sie Ihren Nacken- und Halsbereich wieder in Funktion bringen, desto mehr können unsere Übungen die Aufgabe übernehmen, für den optimalen Stoffwechsel zu sorgen.

Die zweite Ebene ist die der Muskeln und Faszien: Sie werden durch die Rollmassage zusätzlich entspannt und in Richtung zunehmende Flexibilität umstrukturiert. Wir vermuten, dass durch die Faszien-Rollmassage sehr viele unterschiedliche Rezeptoren in den Muskeln, Faszien, Sehnen und an den Knochen aktiviert und geschaltet werden und dadurch eine deutlich spürbare zusätzliche Entspannung erreicht wird. Dieser entspanntere Zustand macht es Ihnen leichter, die korrekten Körperpositionen für die Übungen einzunehmen.

DAS BRAUCHEN SIE FÜRS ÜBEN

- 10 bis 15 Minuten Zeit und Ruhe
- Je nach den Varianten, die Sie üben möchten, einen Platz auf festem Boden, eine Wand, an die Sie sich lehnen können, einen Stuhl oder ein anderes Sitzmöbel
- Unser Faszien-Rollmassage-Set – oder alternative Hilfsmittel (siehe **Seiten 64 f.** und **111 ff.**)

WAS IST DAS BESONDERE AN DER FASZIEN-ROLLMASSAGE?

Es gibt zwei Besonderheiten an der von uns entwickelten Faszien-Rollmassage. Die erste ist die Verwendung spezieller Rollen und Kugeln. Ihre Form und Festigkeit machen es möglich, diejenigen Ergebnisse zu erreichen, die Sie sich wünschen. Mehr dazu erfahren Sie auf **Seite 112 f.** Die zweite Besonderheit ist die spezielle Rolltechnik. Wir rollen immer in eine Richtung, nämlich in die Rückflussrichtung des Blutes, die auch die Richtung des Lymphflusses ist. Wir rollen sehr langsam und sehr fest. Wenn überhaupt, davon gehen wir aus, ist es nur so möglich, den Stoffwechsel »anzuschieben«. Denn die Zwischenzellräume sind so winzig, dass die Flüssigkeit nur eine Chance hat, wirklich »mitbewegt« zu werden, wenn der Strömungsdruck hoch genug und die Vorwärtsbewegung langsam genug ist. Dieses sehr langsame Rollen hat noch einen weiteren wichtigen Vorteil: Es wirkt sich auf die Arbeit der Fibroblasten aus. Diese bauen wie »Spinnentierchen« die Faszien nach Bedarf um, indem sie Fäden wegnehmen, parallel hinzufügen, Bündel gestalten etc. Die Fibroblasten verändern also das Fasziengeflecht permanent. Wer ist der Baumeister, der den Fibroblasten vorgibt, was zu tun ist? Natürlich wieder die Bewegung und die aus ihr resultierenden Belastungen. Steigt die Belastung, werden die Faszien gestärkt, sinkt sie, werden die Faszien abgebaut. Und jetzt wird es spannend. Finden nämlich bestimmte Bewegungen nicht mehr statt, werden manche Gelenkwinkel nicht mehr eingenommen, dann entartet die Faszie: Sie verfilzt – ähnlich wie ein herrlich weicher, dehnbarer Wollpullover zu einem kratzenden, steifen Etwas mutiert, wenn er zu

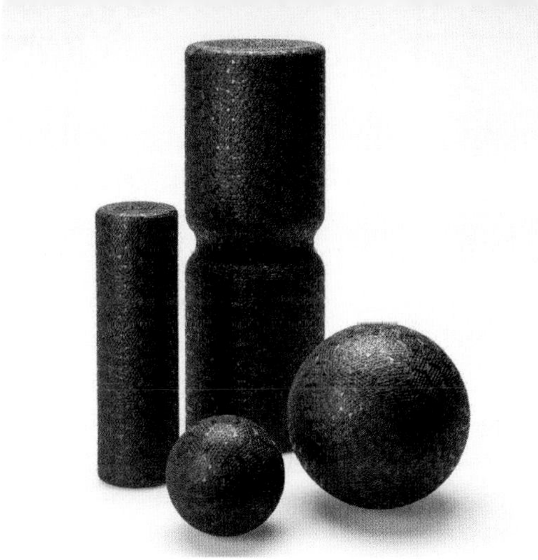

Unsere Faszienrollen und -kugeln sind weniger hart als andere Modelle und ermöglichen so bestmögliche Hilfe.

heiß gewaschen wird. Die wohlgeordnete, flexible Faszienstruktur, vergleichbar mit dem Gewebe einer hochelastischen Damenstrumpfhose, verfilzt zunehmend, verklebt und wird dadurch immer unnachgiebiger, steifer und fester. Die Faszienforschung fand darüber hinaus heraus, dass die Flimmerhärchen an den Fibroblasten eine mitgestaltende Wirkung besitzen.[66] Die Winkelveränderung dieser Härchen, hervorgerufen durch die Zwischenzellflüssigkeit, welche die Fibroblasten umströmt, ist anscheinend ein Auftragssignalgeber. Man weiß, dass bei Winkelveränderungen dieser Flimmerhärchen von weniger als 30 Grad ein Fibroblast beginnt, Fasern abzubauen. Da wir sehr langsam rollen und deswegen die Flimmerhärchen vermutlich in der langsamen Strömung nur wenig bewegt werden, gehen wir davon aus, dass unser Rollen dazu beiträgt, dass überflüssige, verfilzte

Fasern weggenommen werden. So kann die Faszie – auch in Verbindung mit den Übungen – viel schneller wieder in Richtung Flexibilität umgebaut werden. Da die Verfilzungen als überschüssige Fasern zu betrachten sind, resultiert aus ihrem Abbau keine Schwäche, sondern genau die richtige Widerstandsfähigkeit – so unser Erklärungsmodell.

SO WENDEN SIE DIE FASZIEN-ROLLMASSAGE AN

- Rollen Sie die in den ab Seite 114 folgenden Übungen angegebenen Bereiche in Richtung der gezeigten Pfeile. Mit der Mini-Rolle rollen Sie immer in eine Richtung, mit der Mini-Kugel in kleinen Spiralen entlang einer vorgegebenen Linie. Dabei werden Faszien und Rezeptoren in diesem Bereich eher punktuell ausgedrückt und die Zwischenzellflüssigkeit wird gleichmäßig verdrängt.
- Bleiben Sie beim Rollen immer in Bewegung. Nur wenn Sie das Verlangen verspüren, den Druck an einer Stelle länger zu genießen, verweilen Sie so lange, wie es sich gut anfühlt und die Entspannung sich bemerkbar macht.
- Nehmen Sie sich am besten so viel Zeit, dass Sie so langsam wie möglich rollen können – kurz vor dem Stehenbleiben.
- Weder für die Dauer noch für die Häufigkeit gibt es Begrenzungen. Da wir uns heutzutage viel weniger bewegen als genetisch vorgesehen, können wir nur hoffen, dass wir mit häufigem Rollen einigermaßen dicht an den Bereich herankommen, in dem unser Körper seine Gesundheit entfalten kann.
- Pressen Sie die Rolle oder Kugel, während Sie rollen, gegen den entsprechenden Körperbereich. Benutzen Sie dazu möglichst beide Hände. So können Sie den Druck mit einer Hand halten, während die andere schon weiterwandert, um die Rolle weiterzubewegen. Ansonsten würden Sie den Druck beim Umgreifen unterbrechen und die beabsichtigte Verschiebewelle der Zwischenzellflüssigkeit würde zurückfluten.
- Behalten Sie immer die Kontrolle über die Höhe des Anpressdruckes, denn die durch das Rollen ausgelöste Schmerzintensität muss ja unter der Grenze liegen, ab der der Druck unangenehm wird (siehe **Seite 57 f.**), auch wenn das hier weniger wichtig ist als bei der Light-Osteopressur.

PROBETRAINING

Sie haben die Möglichkeit, das Rollen der hier gezeigten Partien und noch vieler mehr gemeinsam mit Roland nach seiner Anleitung in Mitmachvideos in der Liebscher & Bracht App zu üben. Wir schenken Ihnen als Leserin und Leser dieses Buches kostenfreies Probetrainieren. Klicken Sie dazu www.lie-br.com/app

WARUM WIR DIE FASZIENROLLEN UND DRÜCKER ENTWICKELT HABEN

Wie der Nackenretter oder unsere anderen Hilfsmittel gewährleisten auch die Rollen und das Drücker-Set, dass Sie sich als medizinischer Laie selbst erfolgreich behandeln können.

Unser Ziel ist, dass immer mehr Menschen dazu in der Lage sind, sich selbst von ihren Schmerzen zu befreien. Der erste Schritt dorthin war, Patienten und Schmerzleidenden unsere speziell dafür entwickelten Übungen zu vermitteln und diese im Laufe der Jahre aufgrund der dabei gemachten Erfahrungen immer weiter zu optimieren. Die Übungen müssen möglichst leicht nachvollziehbar und umsetzbar sein, dabei aber in kürzester Zeit die größtmögliche Wirkung – also Schmerzreduzierung – erzielen können. Dieses Prinzip übertrugen wir im nächsten Schritt auf die Faszien-Rollmassage und schließlich auf die Osteopressur.

DIE ENTSTEHUNG UNSERER SPEZIELLEN FASZIENROLLEN

Vor einigen Jahren begann der Boom mit den Faszienrollen im Zuge der Ergebnisse aus der Faszienforschung. Auch wir wollten unseren Schmerzpatienten damit helfen. Deshalb experimentierten wir mit den unterschiedlichsten Rollen, fanden aber, dass die meisten zu hart waren und die weichen, die es gab, zu weich. Außerdem hatten sie so große Durchmesser, dass man mit ihnen tendenziell über die Zwischenzellflüssigkeit hinwegrollt, statt diese zu verschieben. Deshalb begannen wir damit, Rollen und Kugeln zu entwerfen, die unseren Schmerzpatienten bestmöglich helfen würden.

Das Ergebnis war ein vierteiliges Set, bestehend aus zwei Rollen und zwei Kugeln von unterschiedlicher Größe. Form und Festigkeit der Rollen und Kugeln sind so konzipiert, dass sie die Anforderungen unserer Therapiemethode perfekt erfüllen.

DAS BASIS-VIERER-SET

- Die Medi-Rolle hat einen deutlich kleineren Durchmesser als viele herkömmliche Rollen. Ihre umlaufende Vertiefung macht es Schmerzpatienten möglich, in Bereichen hoher Empfindlichkeit trotzdem sehr festen Druck aufzubauen. Die Rolle ist für beste Ergebnisse an der Oberfläche zunächst weicher und wird nach innen hin immer fester.
- Die Mini-Rolle ist deutlich fester als die Medi-Rolle und dadurch in der Lage, auch die Faszie an der Fußsohle oder auch im

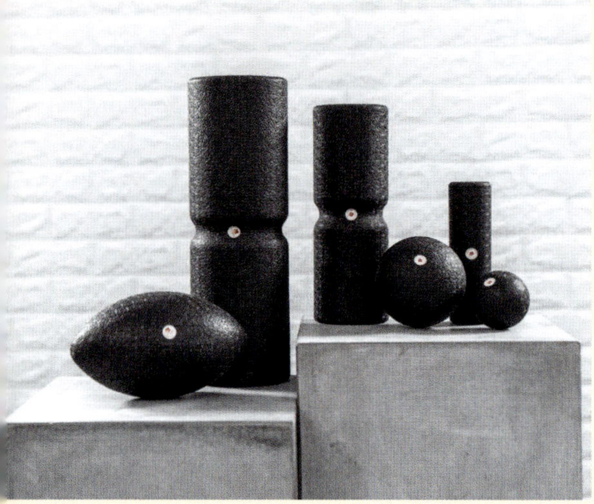

Unsere Faszienrollen (v. l.): hinten Maxi-, Medi- und Mini-Rolle, vorn Kugel-Rolle, Medi- und Mini-Kugel.

Kieferbereich bestmöglich auszudrücken, ohne die Knochenhaut zu sehr zu reizen.

- Die Medi-Kugel und die Mini-Kugel sind mit ihren Durchmessern für wichtige Bereiche des Kopfs, des Nackens und des Beckens optimiert.

WEITERE ROLLEN

Zusätzlich zum Vierer-Set haben wir zwei Ausführungen von Rollen entwickelt, um zeitsparend größere Flächen zu rollen und von einer neuen Rolltechnik zu profitieren:

- Die Maxi-Rolle hat – wie die Medi-Rolle – eine umlaufende Vertiefung, aber einen größeren Durchmesser und ist auch viel länger. Sie eignet sich für das Ausrollen der gesamten Rumpfbreite, auch bei schwereren und großen Menschen, ermöglicht das Rollen beider Beine gleichzeitig und kann auch bei extremer Empfindlichkeit genutzt werden, da sich der Druck mehr verteilt.
- Die Kugel- oder Schaukel-Rolle ist eine echte Innovation, da nur sie das »Schaukelrollen« ermöglicht. Bei dieser Technik kommt es zu einer zusätzlichen Verdrängung der Zwischenzellflüssigkeit, da sie die Eigenschaften der Rolle mit denen der Kugel kombiniert. Die Faszien-Rollmassage ist fester Bestandteil unserer Therapie. Sie können, wenn Sie regelmäßig rollen, Ihre Übungen besser ausführen, haben Abwechslung und gerade Ältere absolvieren quasi nebenbei ein zusätzliches Beweglichkeits- und Ansteuerungstraining.

DIE ENTWICKLUNG UNSERES DRÜCKER-SETS

Immer häufiger erlebten wir bei der Osteopressurbehandlung, dass Patienten oder Begleitpersonen Interesse daran zeigten, sich selbst auf diese Weise behandeln zu können. Da das Drücken besser wirken kann als so manche Schmerzmittel und keinerlei negative Nebenwirkungen hat, entschlossen wir uns, eine für medizinische Laien umsetzbare Light-Variante der Osteopressur zu entwickeln. Es wurde schnell klar, dass dafür ein Hilfsmittel notwendig war. Schon seit Jahren klagten sogar einige unserer Profis – die von uns zertifizierten Ärzte, Heilpraktiker und

Therapeuten – darüber, dass ihre Fingerkraft teilweise nicht ausreiche. Wir mussten also etwas entwickeln, mit dem auch Laien eine Chance haben, die hohe Wirksamkeit des Drückens bei der Selbstbehandlung zu erreichen. Daraus entstand unser Drücker-Set, das es möglich macht, den Druck durch spezielle Aufsätze so zu erzeugen, dass der schmerzbefreiende Effekt ausgelöst wird. Obwohl für die Light-Osteopressur entwickelt, nutzen inzwischen auch von uns zertifizierte Ärzte und Therapeuten das Set, um Kraft zu sparen und bestimmte Bereiche besser mit Druck versehen zu können.

DAS DRÜCKER-SET

Es besteht aus fünf Teilen:

- Der Kugelgriff liegt in der Handfläche, sodass der Druck durch den Arm erzeugt werden kann, nicht durch die deutlich schwächeren Finger. Der Kegelhalter ermöglicht den Einsatz der Schwerkraft beim Drücken am Boden.
- Drei verschiedene Formen der aufsteckbaren Aufsätze (Spitze, Rundspitze, Flachspitze) decken alle nötigen Druckvarianten für alle »Körperecken« ab. Jede der Formen ist in einem mittleren Härtegrad im Set enthalten.

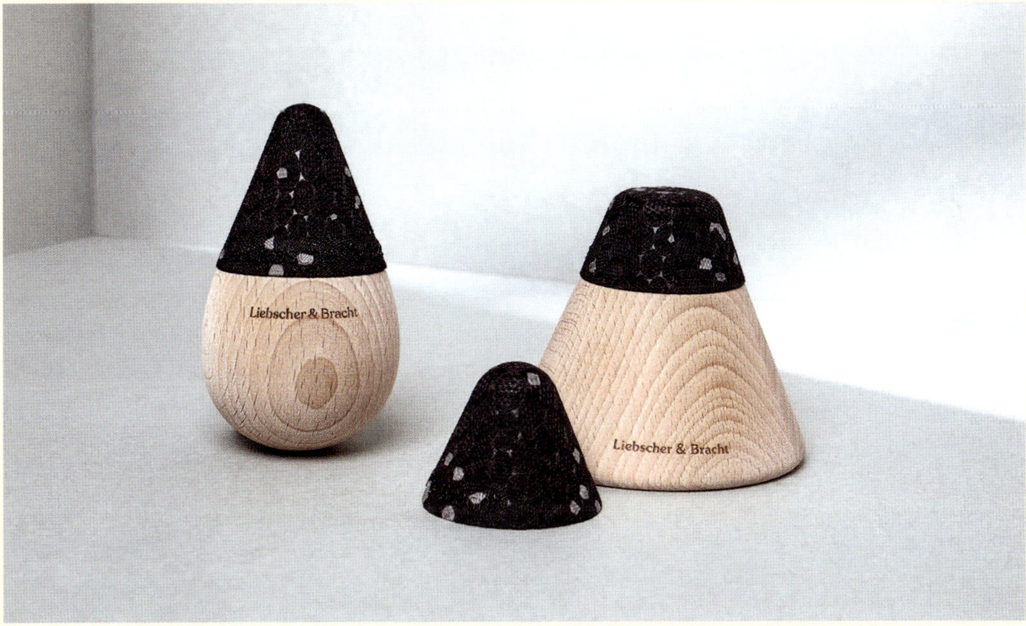

Maximale Hilfe zur Selbsthilfe: unser Drücker-Set für die Light-Osteopressur zu Hause

HALSWIRBELSÄULE

Gerade im meist überstreckten Nacken können die Muskeln und Faszien besonders von der Faszien-Rollmassage profitieren.

- **Womit wird massiert?** Mit der Medi-Rolle.
- **Massage:** Tasten und drücken Sie mit allen Fingern Ihren Hinterkopf ab, damit Sie wissen, wo der untere Schädelrand ist.
- Nehmen Sie die Medi-Rolle in beide Hände und setzen Sie sie etwas oberhalb der Schädelunterkante an, damit Sie noch die Ausläufer der am Schädel befestigten Muskeln rollen können. Greifen Sie die Medi-Rolle so eng wie möglich, damit Sie die Kraft der Hände direkt auf die Halswirbelsäule übertragen können. Achten Sie darauf, dass die Dornfortsätze genau in der Mulde der Rolle zu liegen kommen. Rollen Sie sehr intensiv nach unten und seien Sie darauf vorbereitet, dass Sie etwa in der Mitte der Halswirbelsäule eine viel höhere Intensität spüren werden und dann den Druck entsprechend reduzieren müssen. Lassen Sie Ihren Nacken ganz entspannt, sodass Ihr Kopf durch den Druck der Rolle weit nach vorn in die Dehnung gezogen wird.
- Rollen Sie so weit wie möglich nach unten und versuchen Sie, bis zur Gräte zu kommen. Ihre Kraft wird nachlassen, je weiter Sie nach unten kommen, aber Ihre Beweglichkeit wird von Mal zu Mal besser werden.
- Wenn Sie mehrere Male hintereinander rollen, können Sie leichte Winkelveränderungen vornehmen. Achten Sie aber darauf, dass die Dornfortsätze auch dann in der Mulde zu liegen kommen.

Massieren Sie mit der Medi-Rolle flächig die Halswirbelsäule nach unten.

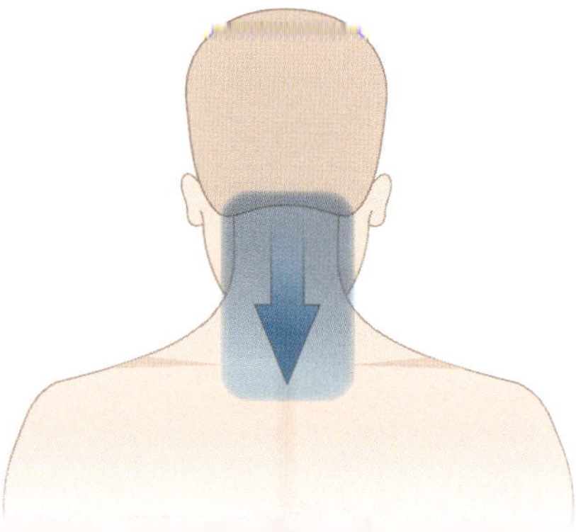

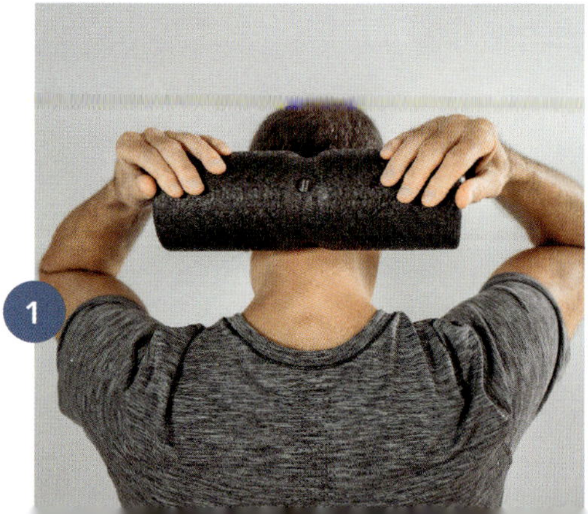

NACKEN (FRM 1.2)

Unser seitlicher Nacken ist einer der größten Speicher für unverarbeiteten Stress. Genießen Sie das Wohlfühlpotenzial, das Sie dort entfalten können.

- **Womit wird massiert?** Mit der Mini-Rolle.
- **Massage:** Drehen Sie den Kopf um ungefähr 45 Grad nach rechts und beugen Sie ihn dann mit der Schläfe voran etwas nach links vorn unten.
- Nehmen Sie die Mini-Rolle in beide Hände und setzen Sie sie diagonal von hinten seitlich rechts so an, dass Sie am Knochen hinter dem rechten Ohr und dem hinteren Schädelrand beginnen. Rollen Sie am seitlichen Nacken nach unten Richtung Schulterblatt. Probieren Sie auf dem Weg nach unten immer wieder aus, ob leichte Winkelveränderungen mehr Intensität erzeugen. (1)
- Versuchen Sie bei jedem Üben, noch weiter und mit immer stärkerem Druck nach unten zu rollen. Mit zunehmendem Training können Sie diese Kraft immer mehr aufbringen und auch direkt am oberen Schulterblatt immer mehr Rolleffekte erzeugen.
- Wiederholen Sie diese Faszien-Rollmassage anschließend auf der linken Seite.

INFO

Diese Übung finden Sie auch kostenfrei über den QR-Code und unter dem folgenden Link: lie-br.com/2

Massieren Sie mit der Mini-Rolle den seitlichen Nacken zum Schulterblatt herab.

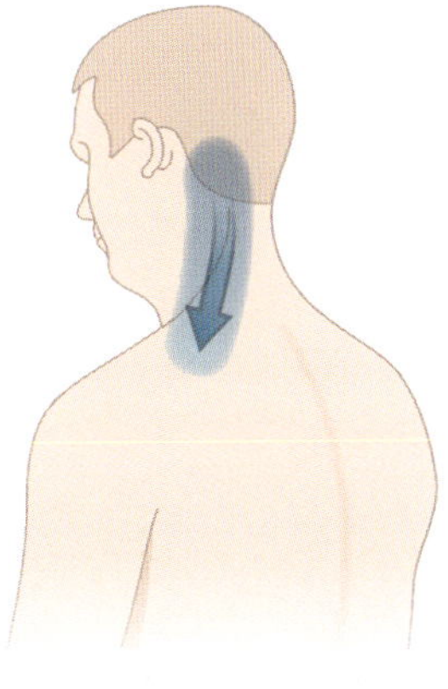

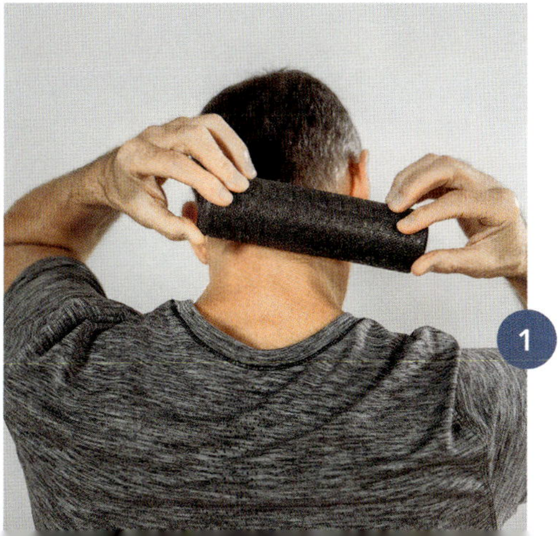

SCHLÄFE

Vorsicht, Sie könnten süchtig werden! Viele Menschen wissen wahrscheinlich gar nicht, wie frei sich ein Kopf anfühlen kann und wie viel leichter es dann fällt, sich zu konzentrieren.

- **Womit wird massiert?** Mit der Mini-Kugel.
- **Massage:** Nehmen Sie die Mini-Kugel in beide Hände und bringen Sie den Kopf in eine Position, in der Sie den Bereich Ihrer Schläfe gut erreichen können.
- Rollen Sie ganz systematisch die Umrandung der Schläfenfläche mit kleinen Spiralen ab. Dabei arbeiten Sie sich bei jeder Umrundung etwas mehr zur Mitte vor, bis Sie im Mittelpunkt angekommen sind. Anschließend kehren Sie das Ganze um und rollen von der Mitte weg immer mehr nach außen. Wenn Sie dabei auf »Hotspots« stoßen, verweilen Sie dort, bis sie »abgeklungen« sind. (1)
- Wiederholen Sie dieses spiralförmige Rollen des Schläfenbereichs auf der anderen Seite genauso.

Massieren Sie mit der Mini-Kugel den Bereich der Schläfe spiralförmig von außen zur Mitte und zurück.

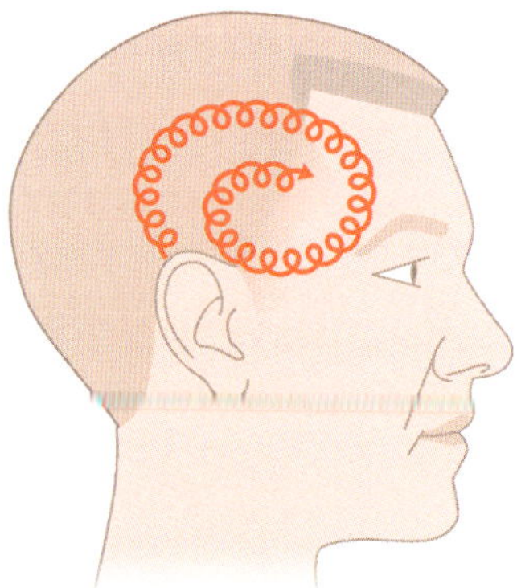

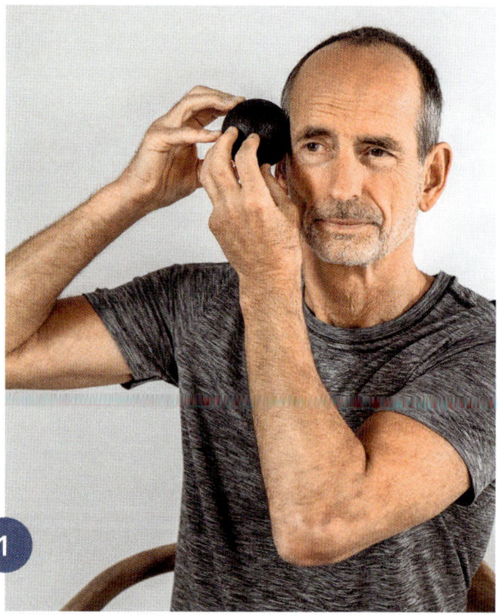

KIEFER

Mit dieser Übung lassen sich sehr effektiv verkürzte Kaumuskeln entspannen, was oft Linderung bei Kopfschmerzen bringt.

- **Womit wird massiert?** Mit der Mini-Kugel.
- **Massage:** Nehmen Sie die Mini-Kugel in beide Hände und rollen Sie den Wangenbereich unterhalb des Jochbeins ab, um die besonders empfindlichen Bereiche aufzuspüren.
- Gehen Sie ganz systematisch vor, indem Sie die Umrandung der Wangenfläche mit kleinen Spiralen abrollen. Dabei arbeiten Sie sich bei jeder Umrundung etwas mehr zur Mitte vor, bis Sie im Mittelpunkt angekommen sind. (1)
- Nun kehren Sie das Ganze um und rollen von der Mitte weg immer mehr nach außen. Wenn Sie dabei auf »Hotspots« stoßen, verweilen Sie dort, bis sie »abgeklungen« sind.
- Wiederholen Sie dieses Rollen auf der anderen Seite genauso.

Massieren Sie mit der Mini-Kugel den Bereich der Wange spiralförmig von außen zur Mitte und zurück.

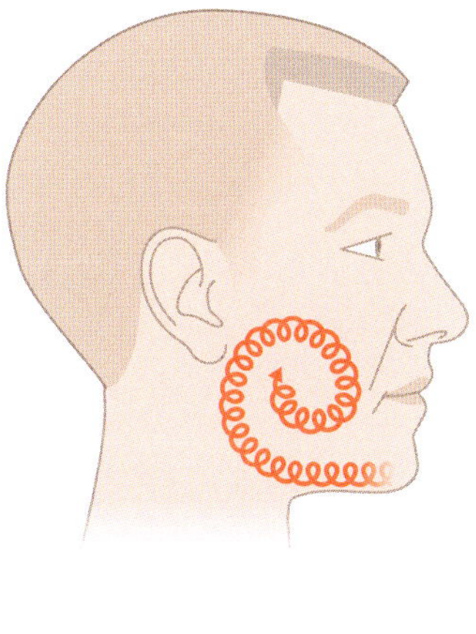

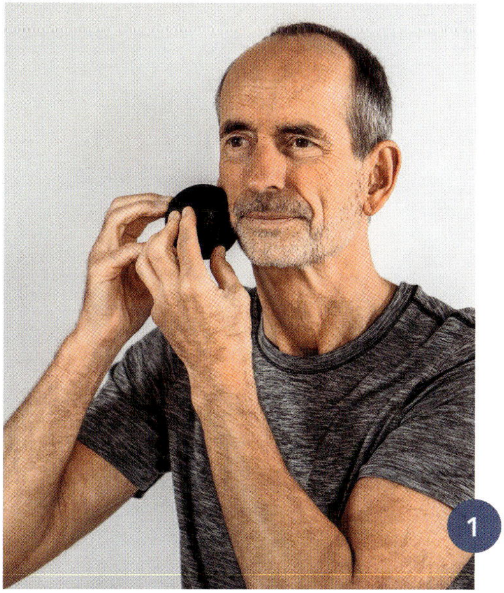

DIE VISION VON LIEBSCHER & BRACHT

Jetzt haben Sie die wichtigsten Selbsthilfeübungen gegen Kopfschmerzen kennengelernt. Wir freuen uns sehr, wenn Sie die wohltuende Wirkung schon deutlich spüren. Zum Ausklang möchten wir Sie einladen, Teil unserer Vision zu werden.

Unsere Arbeit wird von der Vision motiviert, allen Menschen ein schmerzfreies Leben in möglichst guter Beweglichkeit zu ermöglichen. Das Wort »alle« steht auch dafür, dass es unser Ziel ist, diese Therapie so bekannt zu machen, dass alle Menschen mit Schmerzen (und hier sind wirklich alle gemeint), bevor sie Medikamente nehmen – unbedingt aber, bevor eine Operation ansteht –, sich zumindest einmal mit unserer Therapie behandeln lassen oder es mit der Selbsthilfe probieren. Denn die Methode kann, nach allem, was wir wissen und weiter erforschen werden, nicht schaden, und wenn sie Ihnen hilft, ist der Beweis meist erbracht, dass zu hohe Spannungen der Muskeln und Faszien die Schmerzursache sind und nicht andere Schädigungen oder Krankheiten – und dass viele der Medikamente oder Operationen womöglich unnötig sind.

NICHTS ÜBERZEUGT MEHR ALS DIE EIGENE ERFAHRUNG

Unsere Schmerztherapie bietet Ihnen einen großen Vorteil: Wenn Sie direkt fühlen, dass Ihre Schmerzen weg oder deutlich weniger sind, wissen Sie einfach, dass es funktioniert. Wenn Sie somit aus eigenem Erleben heraus von unserer Therapie und den Selbsthilfemaßnahmen überzeugt sind, dann verbreiten Sie gerne diese frohe Botschaft. Stimmen Sie Ihr Umfeld optimistisch, motivieren Sie Freunde, Bekannte, Eltern, Verwandte – vor allem Ältere, die ja noch viel mehr und meist völlig unnötig leiden –, es einfach auszuprobieren, die Übungen zu machen oder sich von einem der von uns zertifizierten Ärzte oder Therapeuten behandeln zu lassen. Und beantragen Sie bei Ihrer Krankenkasse die Kostenübernahme. Wir hören in den letzten Jahren immer öfter, dass die Kosten aufgrund von Einzelfallentscheidungen übernommen werden.

GEMEINSAM ZUM ZIEL

Die Mitarbeiter*innen in unserem Unternehmen, wo unsere Aktivitäten koordiniert, die Ausbildungen durchgeführt und Zertifizierte Liebscher & Bracht-Therapeuten sowie alle interessierten Schmerzleidenden betreut werden, verfolgen gemeinsam ein großes Ziel:

allen Menschen ein schmerzfreies Leben zu ermöglichen. Wir alle zusammen können es schaffen, jedem die Möglichkeit zu eröffnen, diese völlig natürliche, schmerzmittel- und OP-freie Ergänzung oder Alternative zu den herkömmlichen Verfahren kennenzulernen und sich zu entscheiden, sie einfach auszuprobieren. Wenn Sie ehrlich überzeugt, vielleicht sogar begeistert sind, weil Sie es selbst erlebt haben, dann seien Sie dabei und helfen Sie, allen Menschen die Chance auf ein schmerzfreies Leben zu geben. Im Namen aller, die bisher völlig unnötig ein Leben voller Schmerzen führen, danken wir Ihnen dafür.

Ihre Petra Bracht und Roland Liebscher-Bracht

WIR SIND IMMER FÜR SIE DA

Bitte vergessen Sie nicht: Bei Unsicherheiten aller Art, bei Fragen und allem, was Sie interessiert – und natürlich, wenn Sie sich zunächst von uns oder einem unserer Zertifizierten Liebscher & Bracht-Therapeuten behandeln lassen wollen –, sind wir für Sie da. Sie können sich so lange behandeln lassen, bis Ihr Problem gelöst ist. Oder Sie kommen zunächst nur einmal, um sicherer zu sein, dass unsere Therapie hilft, oder um sich von uns die Selbsthilfetechniken zeigen zu lassen. Im Therapeuten-Finder auf unserer Website (www.liebscher-bracht.com) finden Sie von uns zertifizierte Ärzte, Heilpraktiker, Physio- und andere Therapeuten. Bitte beachten Sie, dass sich alle dort aufgeführten Therapeuten einer permanenten Qualitätssicherung unterziehen und sich regelmäßig von unseren Prüfern und Prüferinnen neu zertifizieren lassen.

WIR BEGLEITEN SIE GERNE!

Wir möchten Ihre lebenslangen Begleiter für Ihre Schmerzfreiheit sein. Dazu bieten wir Ihnen alle Unterstützung, die Sie benötigen.

UNSERE GRATISANGEBOTE

- Übungsanleitungen und Informationen in über 1500 YouTube-Videos und auf allen gängigen Social Media Kanälen
- Hintergrundwissen und Erklärungen in den Artikeln unseres Online-Schmerzlexikons
- Mitschnitte von Vorträgen zu Schmerzthemen im YouTube-Kanal
- Die Beantwortung Ihrer Fragen bei unserem Liebscher & Bracht-Service oder Zertifizierten Liebscher & Bracht-Therapeuten

SIE MÖCHTEN MEHR?

- Lesen Sie neben diesem Ratgeber unsere weiteren Bücher (siehe **Seite 121 f.**).
- Erhalten Sie in unserer Liebscher & Bracht App ein individuelles Übungsprogramm gegen Schmerzen, profitieren Sie von Rolands täglicher 7-Minuten-Übung für den ganzen Körper und freuen Sie sich auf Rolands motivierende Anleitungen sowie Gesundheitstipps von Dr. med. Petra Bracht.
- Nutzen Sie unsere Schmerzfrei-Hilfsmittel.
- Sie sind Profi und begeistert? Dann erkundigen Sie sich bei uns nach der Ausbildung zum Zertifizierten Liebscher & Bracht-Therapeuten.

SIE WÜNSCHEN SICH ERST EINMAL HILFE?

- Lassen Sie sich von einem Zertifizierten Liebscher & Bracht-Therapeuten oder bei uns im Gesundheitszentrum in Bad Homburg mit der Profivariante der Osteopressur behandeln und spüren Sie schon nach der ersten Behandlung, ob unsere Therapie bei Ihnen wirkt.

NOCH BESSER ÜBEN MIT UNSERER APP

Sie möchten noch mehr Motivation und Schmerzfrei-Erfolge? Wann auch immer Sie unsere Liebscher & Bracht-App testen wollen, wir legen sie Ihnen sehr ans Herz. Die Vorteile der App: 100 Prozent Motivation bei genauester Anleitung durch Roland persönlich. Außerdem kann Ihnen die App dabei helfen, schneller in Ihre persönliche Übungsroutine zu kommen – beispielsweise über das 7-Minuten-Training montags bis samstags oder das große Sonntags-Training. Gerade wenn Sie in mehreren Körperbereichen Schmerzen haben und es Ihnen schwerfällt, sich eigenständig ein Übungsprogramm zusammenzustellen, nimmt Ihnen unsere App die Arbeit

ab. Siebenmal pro Woche üben Sie zusammen mit Roland an den häufigsten Engpässen von Kopf bis Fuß. Sie können sich also ganz aufs Üben konzentrieren!
Natürlich finden Sie auch die Übungen aus diesem Ratgeber in der App. Leicht verständliche Videoanleitungen helfen Ihnen dabei, die Übungen immer besser nachzuvollziehen und zu verinnerlichen. Schritt für Schritt, in Ihrem ganz persönlichen Tempo und so oft Sie möchten.
Für eine kostenfreie Probezeit von 30 Tagen können Sie die App mit all ihren Funktionen testen. Probieren Sie sie in aller Ruhe aus und entscheiden am Ende selbst, ob sie Ihnen dauerhaft weiterhilft.

BÜCHER, DIE WEITERHELFEN

Ratgeber der Autoren

Die Arthrose-Lüge;
Goldmann Verlag

Deutschland hat Rücken;
Mosaik Verlag

Schmerzfrei und beweglich bis ins hohe Alter;
Mosaik Verlag

Ischias & ISG – Schmerzen selbst behandeln;
GRÄFE UND UNZER Verlag

Knie – Meniskus – Schmerzen selbst behandeln;
GRÄFE UND UNZER Verlag

Rücken & Bandscheiben – Schmerzen selbst behandeln;
GRÄFE UND UNZER Verlag

Kiefer & Zähneknirschen – Schmerzen selbst behandeln;
GRÄFE UND UNZER Verlag

Nacken – Schmerzen selbst behandeln;
GRÄFE UND UNZER Verlag

Rolle dich schmerzfrei;
Goldmann Verlag

FaYo – das Faszien-Yoga;
Arkana Verlag

Intervallfasten;
GRÄFE UND UNZER Verlag

Intervallfasten für Diabetiker;
GRÄFE UND UNZER Verlag

Das Kochbuch zum Intervallfasten;
GRÄFE UND UNZER Verlag

Meine Gesundheitsformel. Gesund, schlank, glücklich; GRÄFE UND UNZER Verlag

Abnehmen garantiert; GRÄFE UND UNZER Verlag

Gesundmacher Intervallfasten; GRÄFE UND UNZER Verlag

Essen gegen Arthrose. Das Kochbuch; (mit Johann Lafer) GRÄFE UND UNZER Verlag

Klartext Ernährung; (mit Prof. Dr. Claus Leitzmann) Mosaik Verlag

Klartext Abnehmen; (mit Prof. Dr. Claus Leitzmann) Mosaik Verlag

Autoren, die bei diesen Themen weiterhelfen

Prof. Dr. C. Leitzmann:
Ernährungswissenschaften

Dr. Michael Greger:
Krankheiten/Ernährung

Christian Blank:
Elektrosmog/Schadstoffe

Dr. Arthur Coca:
Ernährung/Pulstest

T. Meyers und Dr. R. Schleip:
Faszienforschung

Prof. Dr. Vladimir Nazarow:
Bewegung/Stoffwechsel

ADRESSEN, DIE WEITERHELFEN

Liebscher & Bracht
Büro/Verwaltung
Kaiser-Friedrich-Promenade 111
D-61348 Bad Homburg
+49 (0)6172-139 59 89
service@liebscher-bracht.com

Dr. med. Petra Bracht
Liebscher & Bracht Gesundheitszentrum
Kisseleffstraße 10
D-61348 Bad Homburg
+49 (0)6172-17 10 50
info@drpetrabracht.de

Online-Adressen

Websites
www.liebscher-bracht.com
www.drpetrabracht.de
www.fayo.de

Kostenfreie Übungen
www.liebscher-bracht.com/youtube
https://www.instagram.com/liebscher.bracht
https://de-de.facebook.com/Schmerzspezialisten/
https://www.pinterest.de/liebscherbracht/
https://www.tiktok.com/@liebscher.bracht

Die Liebscher & Bracht-App
www.lie-br.com/lb-app

Bezugsquelle

shop.liebscher-bracht.com
Hier können Sie unsere Hilfsmittel und Bücher bestellen.

QUELLEN

[1, 19] Straube A., Aicher B., Förderreuther S. et al.: Period prevalence of self-reported headache in the general population in Germany from 1995–2005 and 2009: results from annual nationwide population-based cross-sectional surveys. In: J Headache Pain 14, 11 (2013).

[2] Straube A., Pfaffenrath V., Ladwig KH., Meisinger C., Hoffmann W., Fendrich K. et al.: Prevalence of chronic migraine and medication overuse headache in Germany – the German DMKG headache study. In: Cephalalgia 30 (2) (2010). S. 207–1.

[3] DGN: Die zehn häufigsten neurologischen Erkrankungen. https://dgn.org/junge-neurologen/neurologie-kennenlernen/die-neurologie/die-zehn-haeufigsten-neurologischen-erkrankungen/

[4] Göbel H.: Erfolgreich gegen Kopfschmerzen und Migräne. Springer 2020.

[5] Headache Classification Committee of the International Headache Society (IHS): The International Classification of Headache Disorders, 3rd edition beta. In: Cephalalgia 33 (2013). S. 629–80.

[6, 13, 59] Straube A.: Therapie des episodischen und chronischen Kopfschmerzes vom Spannungstyp und anderer chronischer täglicher Kopfschmerzen, S1-Leitlinie (2015). Hrsg. v. Kommission Leitlinien der Deutschen Gesellschaft für Neurologie (DGN).

[7] Holle-Lee D.: Vestibuläre Migräne. Wenn die Kopfschmerzen mit Schwindelattacken einhergehen. In: Schmerzmedizin 37 (2021). S. 28–33.

[8] Stovner LJ., Andree C.: Prevalence of headache in Europe: a review for the Eurolight project. In: J Headache Pain 11 (4) (2010). S. 289–99.

[9, 16] Haag G., Diener, HC., May A.: Selbstmedikation bei Migräne und beim Kopfschmerz vom Spannungstyp. In: Nervenheilkunde 28 (2009). S. 382–397.

[10] Rasmussen B., Jensen R., Olesen J.: Impact of headache on sickness absence and utilisation of medical services: a Danish population study. In: J Epidemiol Community Health 46 (1992). S. 443–446; Scripter C.: Headache: Tension-Type Headache. In: Review FP Essent 473 (2018). S. 17–20.

[11, 12, 18] Göbel H., Heinze A., Heinze-Kuhn K. et al.: Oleum menthae piperitae (Pfefferminzöl) in der Akuttherapie des Kopfschmerzes vom Spannungstyp. In: Schmerz 30 (2016). S. 295–310.

[14] https://de.statista.com/statistik/daten/studie/669057/umfrage/umfrage-zur-beliebtheit-von-schmerzmitteln-nach-gesundheitszustand/

[15] Wakerley BR.: Medication-overuse headache. Practical Neurology, 19 (5) (2019). S. 399–403; Ferrari A., Baraldi C., Sternieri E.: Medication overuse and chronic migraine: a critical review according to clinical pharmacology. In: Expert Opinion on Drug Metabolism & Toxicology 11(7) (2015). S. 1127–1144.

[17] Scripter C.: Tension-Type Headache. In: Review FP Essent 473 (2018). S.17–20.

[20] Kamali F., Mohamadi M., Fakheri L. et al.: Dry needling versus friction massage to treat tension type headache: A randomized clinical trial. In: J Bodyw Mov Ther 23 (2019). S. 89–93; Quinn C., Chandler C., Moraska A.: Massage Therapy and Frequency of Chronic Tension Headaches. In: Am J Public Health 92 (2002). S. 1657–1661.

[21] Woldeamanuel YW., Cowan RP.: Migraine affects 1 in 10 people worldwide featuring recent rise: a systematic review and meta-analysis of community-based studies involving 6 million participants. In: J Neurol Sci 372 (217). S. 307–15.

[22, 37] Robert-Koch-Institut. Journal of Health Monitoring. Berlin, 5 (2020). S. 6.

[23] Brenner M., Lewis D.: The Treatment of Migraine Headaches in Children and Adolescents. In: J Pediatr Pharmacol Ther 13 (2008). S. 17–24.

[24] DGN & DMKG: S1-Leitlinie Therapie der Migräneattacke und Prophylaxe der Migräne

[25] Eikermann A., Diener HC.: Migräne. Zyklusabhängigkeit

und Therapiekonzepte. In: Gynäkologische Endokrinologie; 2 (2004). S. 77–82; Patienteninformation Migräne. In: MMW – Fortschritte der Medizin 153 (2011). S. 51.
[26, 27, 28] Eikermann A., Diener HC.: Migräne (sh. 25)
[29] Piane M., Lulli P., Farinelli I., Simeoni S., De Filippis S., Patacchioli FR., Martelletti P. : Genetics of migraine and pharmacogenomics: some considerations. In: The Journal of Headache and Pain. 8 (6) (2007). S. 334–9.
[30] Stam AH., van den Maagdenberg AM., Haan J., Terwindt GM., Ferrari MD.: Genetics of migraine: an update with special attention to genetic comorbidity. In: Curr. Opin. Neurol. 21 (3) (2008). S. 288–93.
[31] Schürks M.: Genetics of migraine in the age of genome-wide association studies. In: J Headache Pain 13 (2012). S. 1–9; Haan J., van den Maagdenberg A., Brouwer O., Ferrari MD.: Migraine and epilepsy: genetically linked? In: Expert Review of Neurotherapeutics 8:9 (2008). S. 1307–11.
[32] Diener HC., Kaube H., Limmroth V.: Migräne. Klinik, Diagnostik, medikamentöse Therapie.
[33] Bartleson JD., Cutrer FM.: Migraine update. Diagnosis and treatment. In: Minnesota Medicine 93 (5) (2010). S. 36–41.
[34] Levy D., Strassman AM., Burstein R.: A critical view on the role of migraine triggers in the genesis of migraine pain. In: Head-ache 49 (6) (2009). S. 953–7.
[35] Martin PR.: Behavioral management of migraine headache triggers: learning to cope with triggers. In: Current Pain and Headache Reports 14 (3) (2010). S. 221–7.
[36, 38] Kropp P., Linstedt U., Gerber WD, Migräne. In: Schmerz 19 (2005). S. 489.
[39] Magnet hilft bei Migräne. In: CME 3 (2010). S. 5.
[40] Zhao L., Chen J., Li Y., Sun X., Chang X., Zheng H., Gong B., Huang Y., Yang M., Wu X., Li X., Liang F.: The Long-term Effect of Acupuncture for Migraine Prophylaxis: A Randomized Clinical Trial. In: JAMA Intern Med 177 (4) (2017). S. 508–15.
[41] Aurora SK., Dodick DW., Turkel CC. et al.: PREEMPT 1 Chronic Migraine Study Group. OnabotulinumtoxinA for treatment of chronic migraine: results from the doubleblind, randomized, placebo-controlled phase of the PREEMPT 1 trial. in: Cephalalgia 30 (2010). S. 793–803; Diener HC., Dodick DW., Aurora SK. et al.: PREEMPT 2 Chronic Migraine Study Group. OnabotulinumtoxinA for treatment of chronic migraine: results from the doubleblind, randomized, placebo-controlled phase of the PREEMPT 2 trial. In: Cephalalgia 30 (2010). S. 804–814.
[42] Posadzki P., Ernst E.: Spinal manipulations for the treatment of migraine: a systematic review of randomized clinical trials. in: Cephalalgia. 31 (8) (2011). S. 964–70.
[43] Rezaeian T., Ahmadi M., Mosallanezhad Z., Nourbakhsh MR.: The impact of myofascial release and stretching techniques on the clinical outcomes of migraine headache: a randomized controlled trial. In: J Res Med Sci 26 (2021). S. 45; Bevilaqua-Grossi D. et al.: Additional effects of a physical therapy protocol on headache frequency, pressure pain threshold, and improvement perception in patients with migraine and associated neck pain: a randomized controlled trial. In: Arch Phys Med Rehabil 97 (2016). S. 866–74; Piovesan EJ. et al.: Massaging over the greater occipital nerve reduces the intensity of migraine attacks: evidence for inhibitory trigemino-cervical convergence mechanisms. In: Arq Neuropsiquiatr 65 (2007). S. 599–604.
[44] Amin, FM. et al.: The association between migraine and physical exercise. In: The journal of headache and pain 19 (1) (2018). S. 83.
[45] Rist PM. et al.: The Impact of Spinal Manipulation on Migraine Pain and Disability: A Systematic Review and Meta-Analysis. In: Head-ache 59 (4) (2019). S. 532–42.
[46] Kastrup O., Diener HC., Gaul C.: Augenschmerzen aus

neurologischer Sicht. In: Ophthalmologe 108 (2011). S. 1120–26.
[47, 54] May A.: Clusterkopfschmerz und trigeminoautonome Kopfschmerzen. In: S1-Leitlinie (2015). Hrsg. v. Kommission Leitlinien der Deutschen Gesellschaft für Neurologie (DGN).
[48, 55] Scheytt B.: Fallbeispiel. Clusterkopfschmerzen effektiv behandeln. In: Schmerzmedizin 37 (2021). S. 82–4.
[49] Gaul C.: Clusterkopfschmerzen – Bewährtes und Neues. Therapiestudien kritisch bewertet. In: Schmerz 34 (2020). S. 511–16.
[50] Happe S.: Cluster-Kopfschmerz. In: Enzyklopädie der Schlafmedizin. https://www.springermedizin.de/emedpedia/enzyklopaedie-der-schlafmedizin/cluster-kopfschmerz?epedia
[51] Gaul C.: Clusterkopfschmerzen – Bewährtes und Neues. Therapiestudien kritisch bewertet. In: Schmerz 34 (2020). S. 511–16; Hoffmann J., May A.: Diagnosis, pathophysiology, and management of cluster headache. In: Review Lancet Neurol 17 (2018). S. 75–83.
[52] Marmura M., Scott P., Young W.: Interictal pain in cluster headache. In: Cephalalgia 30 (2010). S. 1531–34.
[53] Cohen A., Burns B., Goadsby P. et al.: High-flow oxygen for treatment of cluster headache: a randomized trial. In: JAMA 9 (2009). S. 2451–57.
[56] May A.: Diagnostik und moderne Therapie der Migräne – Vom kritischen zum zufriedenen Patienten. In: Dtsch Arztebl 103 (17) (2006). A-1157 / B-979 / C-944.
[57] Migräne-Akuttherapie so früh wie möglich. In: CME (2010) .S. 7–8.
[58] Scaratti C. et al.: A Qualitative Study On Patients With Chronic Migraine With Medication Overuse Headache: Comparing Frequent And Non-Frequent Relapsers. In: Headache 58 (9) (2018). S. 1373–88.
[60] Petrosino S., Schiano Moriello A.: Palmitoylethanolamide: A Nutritional Approach to Keep Neuroinflammation within Physiological Boundaries – A Systematic Review. In: International Journal of Molecular Sciences 21 (2020). S. 9526; Zhi Y., Malik V. et al.: Associations between nut consumption and inflammatory biomarkers. In: The American Journal of Clinical Nutrition, Volume 104, Issue 3 (2016). S. 722–28; Mendonça CR., Noll M., Castro MCR., Silveira EA.:Effects of Nutritional Interventions in the Control of Musculoskeletal Pain: An Integrative Review. In: Nutrients 12 (10) (2020). S. 3075.
[61] Elma, Ö. et al.: Do Nutritional Factors Interact with Chronic Musculoskeletal Pain? A Systematic Review. In: Journal of Clinical Medicine 9 (2020), S. 702; Mendonça CR. Noll M. Castro MCR. Silveira EA.: Effects of Nutritional Interventions in the Control of Musculoskeletal Pain: An Integrative Review. In: Nutrients 12 (10) (2020). S. 3075; Rondanelli M., Fossari F., Vecchio V., Gasparri C., Peroni G., Spadaccini D., Riva A., Petrangolini G., Iannello G., Nichetti M., Infantino V., Perna S.: Clinical trials on pain lowering effect of ginger: a narrative review. In: Phytother Res 34 (11) (2020). S. 2843–56; Dragan S., Serban MC., Damian G., Buleu F., Valcovici M., Christodorescu R.: Dietary Patterns and Interventions to Alleviate Chronic Pain. In: Nutrients 12 (2020). S. 2510; Brain K.; Burrows TL; Bruggink L.; Malfliet A.; Hayes C.; Hodson FJ; Collins CE: Diet and Chronic Non-Cancer Pain: The State of the Art and Future Directions. In: J. Clin. Med. 10 (2021). S. 5203.
[62] Meng H., Zhu L., Kord-Varkaneh H., Santos H., Tinsley GM., Fu P.: Effects of intermittent fasting and energy-restricted diets on lipid profile: A systematic review and meta-analysis. In: Nutrition 77 (2020). S. 110801; Stekovic S., Hofer SJ., Tripolt N., Aon MA., Royer P., Pein L., Stadler JT., Pendl T., Prietl B., Url J., Schroeder S., Tadic J., Eisenberg T., Magnes C., Stumpe M., Zuegner E., Bordag N., Riedl R., Schmidt A., Kolesnik E., Madeo F. (2019): Alternate Day Fasting Improves Physiological and Mole-

cular Markers of Aging in Healthy, Non-obese Humans. In: Cell metabolism 30 (3) (2019). S. 462–76.e6; Galluzzi L., Baehrecke EH., Ballabio A., Boya P., Bravo-San Pedro JM., Cecconi F., Choi AM., Chu CT., Codogno P., Colombo MI., Cuervo AM., Debnath J., Deretic V., Dikic I., Eskelinen EL., Fimia GM., Fulda S., Gewirtz DA., Green DR., Hansen M., Kroemer G. (2017): Molecular definitions of autophagy and related processes. In: The EMBO journal 36 (13). S. 1811–36.

[63] Draganski B., Gaser C., Busch V., Schuierer,G., Bogdahn U., May A.: Changes in grey matter induced by training. In: Nature 427 (6972) (2004). S. 311–12.

[64] Moreau D., Morrison AB., Conway AR.: An ecological approach to cognitive enhancement: complex motor training. In: Acta Psychologica 157 (2015). S. 44–55; Fox F. et al.: Association Between Accelerometer-Derived Physical Activity Measurements and Brain Structure A Population-Based Cohort Study. In: Neurology Sep 99 (11) (2022). S. e1202–15.

[65] Behm DG., Alizadeh S., Anvar SH. et al.: Non-local Acute Passive Stretching Effects on Range of Motion in Healthy Adults: A Systematic Review with Meta-analysis. In: Sports Medicine 51 (2021). S. 945–59.

[66] Schleip R., Bayer J.: Faszien-Fitness: vital, elastisch, dynamisch in Alltag und Sport: der Bestseller erweitert und überarbeitet. München, 2019.

DANKE VON HERZEN

… all den vielen Helfer*innen, ohne die dieses Buch nie entstanden wäre, die wir hier aber nicht alle namentlich erwähnen können: allen voran unsere Patient*innen, unsere Fans in den sozialen Medien sowie die Teilnehmer*innen an unseren Ausbildungen. Danke an unsere Zertifizierten Liebscher & Bracht-Therapeut*innen, an unsere Dozent*innen, die mit vollem Einsatz unsere Inhalte anwenden und lehren, sowie an unsere vielen engagierten Mitarbeiter*innen im Büro in Bad Homburg, die unsere Ideenflut immer wieder kanalisieren und umsetzen.

Ohne ihren unermüdlichen Einsatz für eine schmerzfreie Welt könnten wir das alles nicht auf die Beine stellen und immer weiterentwickeln. Danke an Ulrich Ehrlenspiel und Christof Klocker, dass sie unsere Schmerzratgeber im Gräfe und Unzer Verlag veröffentlichen. Der Verlag macht die Bücher auch in Apotheken zugänglich, was uns sehr wichtig ist, weil dort vor allem die älteren Menschen, die meist völlig umsonst leiden, ein und aus gehen. Danke auch an unsere Lektorin Sylvie Hinderberger für ihr Engagement und ihre Flexibilität.

Ein großer Dank geht an unseren Sohn Raoul Bracht, operativer Geschäftsführer von Liebscher & Bracht, der in seinen jungen Jahren schon wahre Welten bewegt, um uns in unserem Tun zu unterstützen. Ohne dass er uns den Rücken freihält – wobei ihm unser bester Freund Peter Hoenderop tatkräftig zur Seite steht –, hätten wir keine Chance.

Und schließlich noch danke nach oben, denn ohne diese Unterstützung wäre das alles gar nicht möglich – nicht in der Vergangenheit, nicht heute und nicht in der Zukunft.

IMPRESSUM

© 2023 GRÄFE UND UNZER VERLAG GmbH, Postfach 860366, 81630 München

GU ist eine eingetragene Marke der GRÄFE UND UNZER VERLAG GmbH, www.gu.de

ISBN 978-3-8338-7827-5
1. Auflage 2023

Projektleitung: Christof Klocker
Lektorat: Sylvie Hinderberger
Umschlaggestaltung und Layout: ki36, Sabine Krohberger, München
Layout: independent Medien-Design, Horst Moser, München
Bildredaktion: Simone Hoffmann
Herstellung: Petra Roth
Satz: Christopher Hammond
Reproduktion: Medienprinzen GmbH, München
Druck und Bindung: Firmengruppe APPL, aprinta druck, Wemding

GRÄFE UND UNZER

Ein Unternehmen der
GANSKE VERLAGSGRUPPE

Umwelthinweis

Nachhaltigkeit ist uns sehr wichtig. Der Rohstoff Papier ist in der Buchproduktion hierfür von entscheidender Bedeutung. Daher ist dieses Buch auf PEFC-zertifiziertem Papier gedruckt. PEFC garantiert, dass ökologische, soziale und ökonomische Aspekte in der Verarbeitungskette unabhängig überwacht werden und lückenlos nachvollziehbar sind.

Die GU-Homepage finden Sie unter www.gu.de

Bildnachweis

Cover: Getty Images (Illustration), Katharina Werner (Foto)
Fotoproduktion: by Liebscher & Bracht
Illustrationen: Florian Hauer
Getty Images: S. 46; GU-Archiv/ Mona Binner: S. 50; Katharina Werner: S. 4.

Syndication: www.seasons agency.de

Wichtiger Hinweis

Die Anregungen in diesem Buch stellen die Meinung der Verfasser dar. Sie wurden nach bestem Wissen erstellt und mit größtmöglicher Sorgfalt geprüft. Sie bieten jedoch keinen Ersatz für persönlichen medizinischen Rat. Jede(r) Leser(in) ist für das Tun selbst verantwortlich. Weder Autoren noch Verlag können für eventuelle Nachteile, die aus den im Buch gegebenen Hinweisen resultieren, eine Haftung übernehmen.

QUALITÄTS GARANTIE

LIEBE LESERINNEN UND LESER,

wir wollen Ihnen mit diesem Buch Informationen und Anregungen geben, um Ihnen das Leben zu erleichtern oder Sie zu inspirieren, Neues auszuprobieren. Wir achten bei der Erstellung unserer Bücher auf Aktualität und stellen höchste Ansprüche an Inhalt und Gestaltung. Alle Anleitungen und Rezepte werden von unseren Autoren, jeweils Experten auf ihren Gebieten, gewissenhaft erstellt und von unseren Redakteur*innen mit größter Sorgfalt ausgewählt und geprüft.

Haben wir Ihre Erwartungen erfüllt? Sind Sie mit diesem Buch und seinen Inhalten zufrieden? Wir freuen uns auf Ihre Rückmeldung. Und wir freuen uns, wenn Sie diesen Titel weiterempfehlen, in Ihrem Freundeskreis oder bei Ihrem Online-Kauf.

Sollten wir Ihre Erwartungen so gar nicht erfüllt haben, tauschen wir Ihnen Ihr Buch jederzeit gegen ein gleichwertiges zum gleichen oder ähnlichen Thema um.

KONTAKT ZUM LESERSERVICE

GRÄFE UND UNZER VERLAG
Grillparzerstraße 12
81675 München
www.gu.de